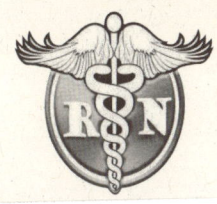

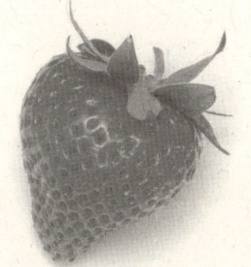
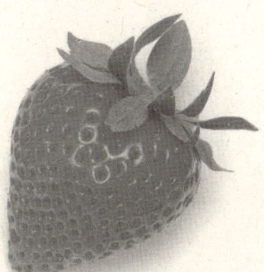
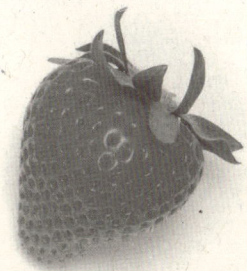

한국간호사
병원 취업노트

전공 간호편

정선화 · 최지숙 편저

VERSION 2

머리말

병원취업대비 필독도서 "한국간호사 병원취업노트;전공간호편" 을 내면서 ....

간호사로서 그리고 간호사들의 모임으로서 저희가 이 책을 만들게 된 동기는 후배 사랑하는 마음이 우선입니다. 간호학 출판의 분야는 다양해지고 있으나 이론과 실제를 겸한 책, 취업관련 가이드 서적은 거의 부재입니다. 사회 전체가 빠르게 변화해 가고 있습니다. 우리 간호계에서도 예외일 수는 없습니다. 더구나 보건복지의 중요성은 다른 어떤 분야보다도 강조되는 시기입니다. 이러한 변화기에는 원칙에 충실하고 새로운 지식을 익혀 실력을 갖추어야 합니다. 그런 의미에서 새로이 간호사라는 타이틀을 달게 될 많은 간호대학생들에게 도움이 되고자 병원취업관련 서적을 책으로 펴내게 되었습니다. 욕심을 부린다면 이 책이 모든 환경과 대상자와 함께 하게 될 후배 간호학도들에게 조금이나마 도움이 되는 책으로 남기를 바라는 마음입니다.

면접기출문제는 CyberRN 홈페이지에 올려주신 면접기출문제들과 CyberRN가족들이 주신 문제들입니다. 문제 위주로 준비하지 말고, 전체적인 과정을 이해하시면 취업 준비뿐만 아니라 국가고시, 간호학 실습에도 도움을 받으실 수 있습니다. 이 책의 미흡한 부분들은 계속 보완해 나갈 것을 약속드리며, 여러분들의 관심과 격려가 큰 힘이 될 것입니다. 이 책의 출판으로 후배 간호대학생들이 간호학을 공부하는데 즐거움을 가지게 할 수 있는 하나의 연결고리가 되었으면 합니다.

앞으로 한국간호계의 조화로운 발전을 위한 도서들을 출간할 예정입니다. 취업 분야 한쪽에만 치우치지 않고 건강하고 행복한 한국간호사들의 간호사여정에 도움이 되는 도서를 기획하고 있습니다. 현장의 생생함과 교육의 깊이가 함께 전해지는 다양한 간호출판문화 확립에도 힘을 보태고자 합니다.

책이 출간 될 수 있도록 부족한 저희들에게 항상 따뜻한 관심과 애정으로 격려해주시고, 병원 밖의 또 다른 세상에서 첫 걸음마를 배우기 시작한 저희들에게 지혜와 용기를 북돋아주신 한국간호사 가족들에게 진심으로 감사 드립니다.

한국간호사 커뮤니티 CyberRN
한국간호사 취업포털 ONNURSE
한국간호사 쇼핑몰 RNSHOP
한국간호사 보험 INGRN

한국간호사 대표 정 선 화

contents

PART_1 간호업무 지침

I. 간호윤리 및 간호철학　　　　　　　　　　14
1. 윤리적 개념　　　　　　　　　　16
2. 한국간호사 윤리강령　　　　　　　　　　17
3. 간호윤리강령의 기능　　　　　　　　　　18
4. 의료(간호)전문직의 특성　　　　　　　　　　18
5. 바람직한 간호사의 자질　　　　　　　　　　19

II. 간호사고와 법　　　　　　　　　　26
1. 의료법　　　　　　　　　　26
2. 전문간호사　　　　　　　　　　28
3. 가정간호사　　　　　　　　　　29
4. 전염병　　　　　　　　　　30

III. 안전관리　　　　　　　　　　31
1. 낙상　　　　　　　　　　31
2. 화상　　　　　　　　　　34
3. 산소 사용법　　　　　　　　　　35

IV. 간호기록　　　　　　　　　　36
1. 간호기록방법　　　　　　　　　36
2. 간호일지 기록시 필수 내용　　　　　　　　　　37
3. SOAPIE 간호일지 기록　　　　　　　　　　37
4. 간호기록의 목적　　　　　　　　　　39

PART_2 기본간호

I. 활력징후　　　　　　　　　　42
1. 활력징후의 측정시기　　　　　　　　　　42
2. 생의 주기별 정상 활력징후　　　　　　　　　　43
3. 체온　　　　　　　　　　43

4. 맥박 44
  5. 혈압 46

II. 열냉요법 47
  1. 온요법(Hot bag) 47
  2. 냉요법 48
  3. 좌욕의 효과 50

III. 배뇨관리 51
  1. 신장의 기능 51
  2. 배뇨장애 51
  2. 배뇨관리 52

IV. 배변관리 56
  1. 소화관의 이해 56
  2. 관장의 종류 56

V. 영양관리 60
  1. Levin tube 관리 및 feeding 60
  2. 비경구적 영양 (Total Parentral Nutrition : TPN) 62

VI. 위생간호 63
  1. 특별구강간호 63
  2. 욕창간호 64

VII. 투약 66
  1. 투약사고 66
  2. 경구투약 67
  2. 근육주사 69
  3. 피하주사 71
  4. 피내주사 74
  5. 정맥주사 76

contents

VIII. 수혈   79
    1. 목적   79
    2. 혈액 성분별 적응증 및 보관법   79
    3. 수혈 전 체크해야 할 사항   82
    4. 수혈과정   82
    5. 수혈시 유의 사항   83
    6. 수혈시 부작용에 따른 치료 및 간호   84
    7. 전반적인 수혈부작용시 간호중재   86

IX. 감염관리   86
    1. 병원감염이란?   87
    2. 손씻기   87
    3. 멸균과 소독   88
    4. 수액요법시 감염관리   88
    5. 기관절개 환자의 관리   89
    6. 항균제 내성균 감염관리   89

PART_3 분야별 간호중재

I. 성인간호학   94
    1. 신경계   94
    2. 호흡기계 I (흡인간호, 산소요법)   107
    3. 호흡기계 II (질환별 간호중재)   118
    4. 순환기계   130
    5. 소화기계   148
    6. 내분비계   167
    7. 근골격계   174
    8. 면역 및 조혈계   178
    9. 비뇨기계   180
    10. 기타   182
    11. 수술환자   188
    12. 응급간호   192

II. 모성간호학

임신합병증   197

    1. 전치태반   197
    2. 태반조기박리   198
    3. 자간전증   200
    4. 임신오조증   201
    5. 태아가사증   202

분만합병증   203

    1. 질출혈   203

산후모성간호   204

    1. 일반적 사정   204
    2. 유방과 모유수유 간호   204
    3. 복부와 자궁 간호   206
    4. 회음부 간호   207
    5. 하지 간호   207

모성약물   208

    1. Oxytocin   208
    2. Ritodrin   210
    3. Mgso4   211

간호사 & 간호대학생 면접시 평가요소

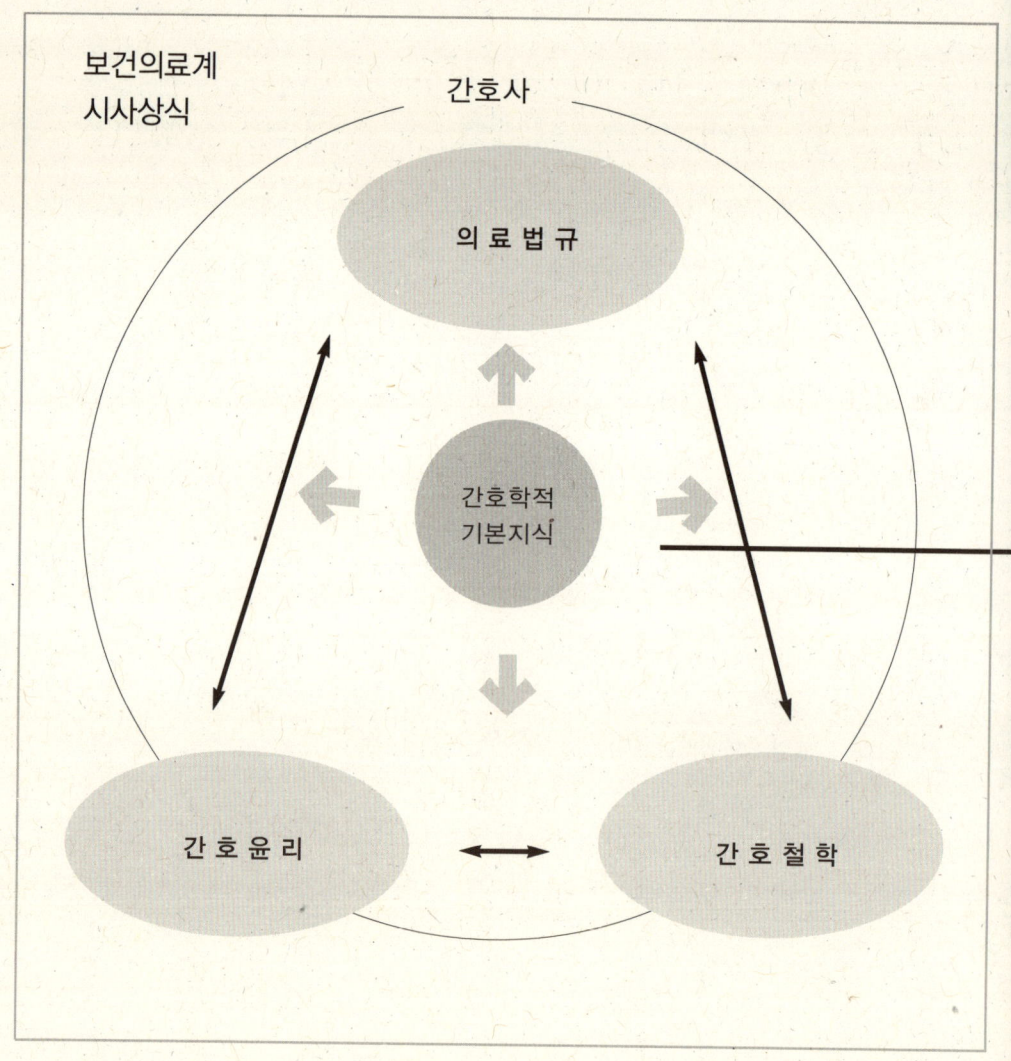

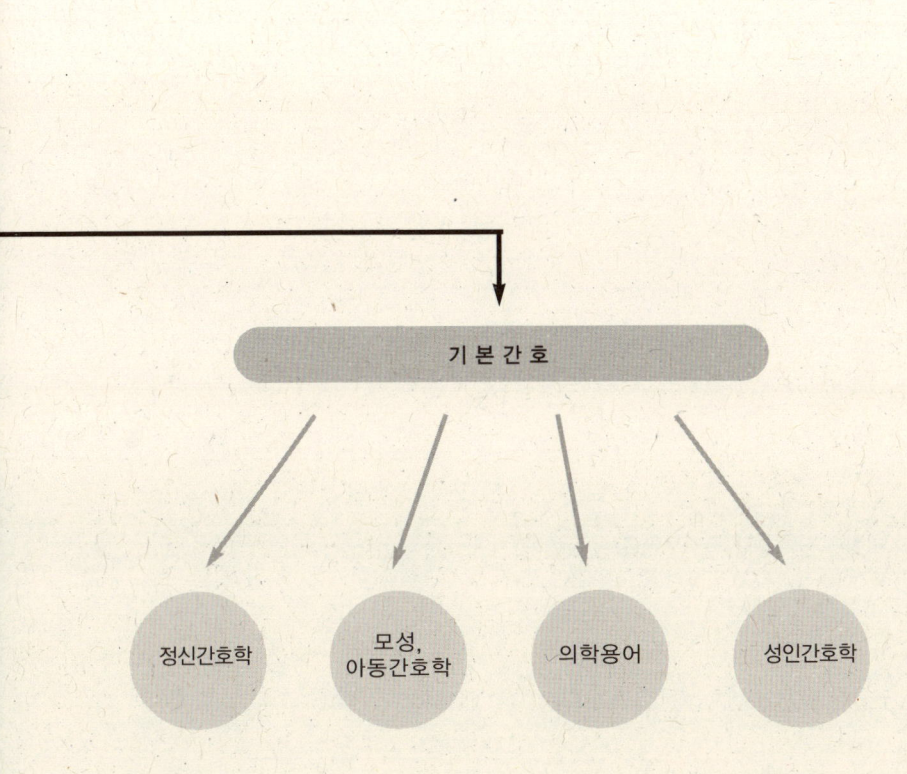

간호대학생들의 취업세미나에
조그마한 아이가 함께 했었습니다.
고사리 같은 손으로 책상을 나르기도 했고
행사 현수막도 같이 걸었습니다.

강의하는 5~6시간 내내
이모, 고모들이 공부하는데 방해를 주지 않으려
발꿈치를 들고 다니던 이 아이의 모습은 너무나 사랑스러웠습니다.

이 아이가
사리분별을 할 줄 아는 나이가 되었을 즈음에는
어린 시절 고모들과 함께 했던 그날의 추억을 떠올리며
간호사 이모, 고모들을 어느 누구보다도
자랑스럽게 생각한다고, 자신 있게 이야기할 수 있는
대한민국이 되었으면 합니다.

세월이 흘러도
오늘 우리의 모습은
이 어린아이의 초롱초롱한 눈빛을 통해
오래토록 간직될 것입니다.

먼 훗날

나는
아주 오래전부터
이 땅의 간호사와 간호대학생들이
올바른 참 간호를 실현하고자
순수한 열정을 불태우던 그네들의 젊은 날을
아직도 생생히 기억하고 있노라고...

이 땅의 모든 간호사 & 간호대학생들 누구에게나
그리운 고향집같이 편안한 마음의 안식처이자
윤택한 삶의 터전으로
굳건하게 여러분들의 삶속 깊은 곳에서부터 살아숨쉬는
사이버알엔이 되겠습니다. 2003. 09. 25.

You make me want to be a better nurse.

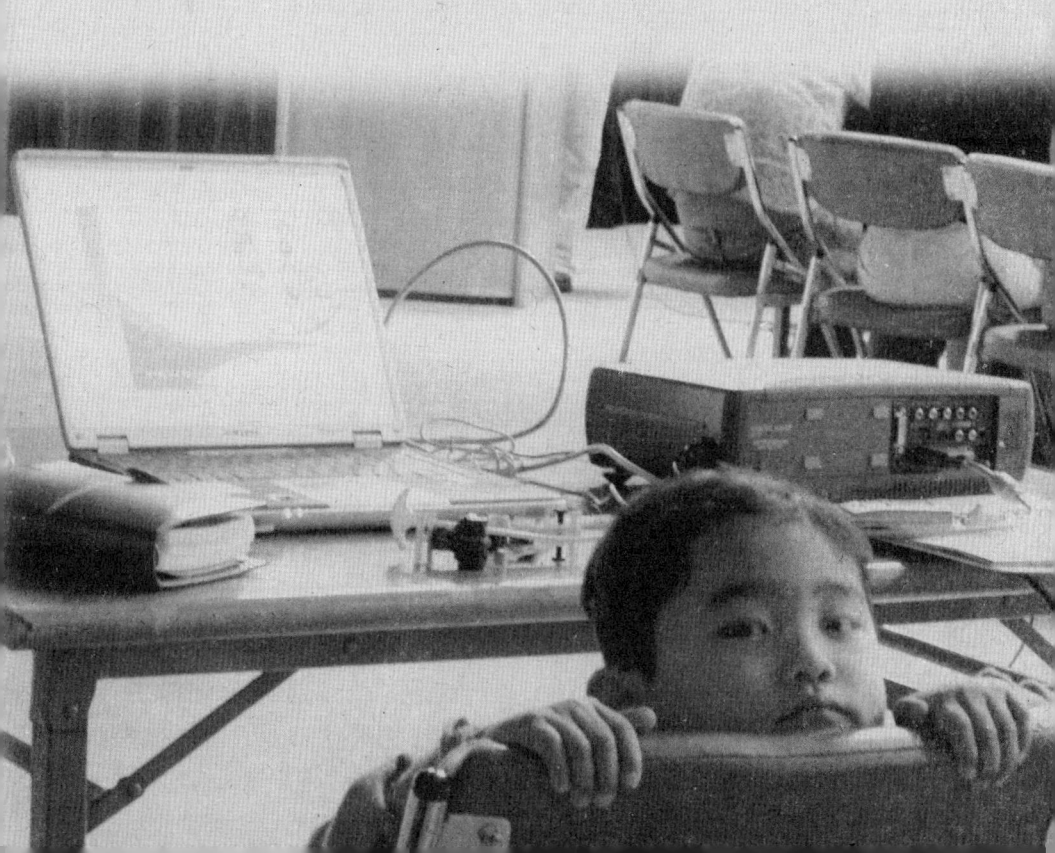

Why do I to learn all these rules and regulations?
Well, it's imperative to be able to do this job.

왜 제가 이 모든 규칙과 규정을 배워야 하나요?
그건 이 일을 하는데 능력을 갖추는 것이 필수적이라서요.

- Memo note 중에서 -

part_1 간호업무지침

I. 간호윤리 및 간호철학
II. 간호사고와 법
III. 안전관리
IV. 간호기록

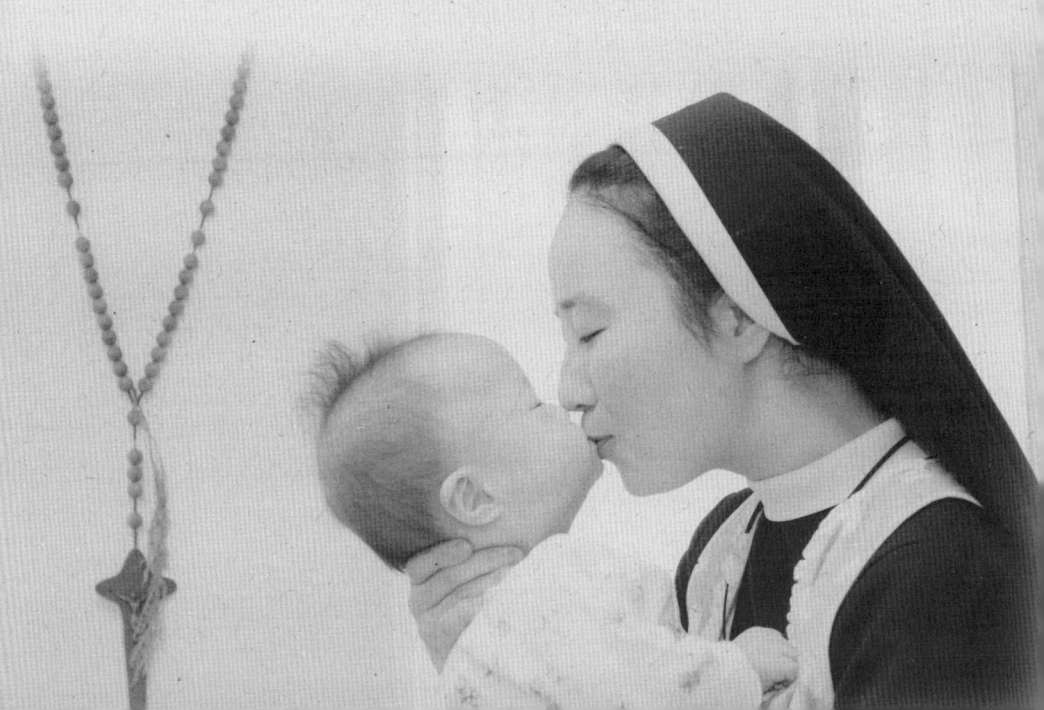

PART_1
간호업무지침

I. 간호윤리 및 간호철학

간호전문직과 타 건강전문직들은 윤리적 의사결정을 할 때 여러 가지를 고려해야 하는데 간호사 자신의 가치와 신념, 대상자의 가치와 신념, 전문직의 목표, 윤리적 의사결정과 관련된 권리와 책임이 그것들이다.

또한 실무기준을 위해서는 각 전문직의 윤리강령을 적용해야 한다.
이제 간호사들은 단순히 병원이나 의사의 지시를 그대로 따르는 수동적 존재가 아니라 매일매일의 간호실무에서 도덕적 성격을 띤 의사결정에 당면하면서 자신의 윤리적 책임감과 그 의식이 점차 높아지고 있다.

간호사는 환자에게 윤리적 의무를 가지며, 협동자인 의사에게도 윤리적 의무를 갖고 본인이 소속된 기관에도 윤리적 의무를 갖는다. 전문직으로서 간호사는 환자에게 윤리적 의무를 가져야 하나, 직장인으로서 간호사는 기관에 대해서도 의무를 가져야 한다.

이러한 복합적인 윤리적 의무를 조화시켜 갈등을 유발시키지 않으려면, 간호사는 올바른 행동에 대한 확실한 생각을 갖고 있어야 한다. 그러나 이러한 의무 사이에서 갈등이 유발된다면 그 간호사는 윤리적 딜레마에 빠지게 된다.
간호는 전문직이므로 간호사는 높은 수준의 윤리성을 가지고 도덕적 행위를 할 수 있어야 한다.

▶▶▶ 병원면접기출문제

1. 딜레마(안락사, 인공유산, 뇌사와 장기이식, 부족한 의료자원의 문제, 유전학과 관련된 윤리적 이슈, 행동조정과 관련된 이슈)에서 중요한 도덕적 문제는 무엇이며, 만약 윤리적 딜레마에 본인이 처해 있다면 어떻게 행동할 것이며, 본인이 그렇게 행동하기로 결정한 이유는 무엇인지 말씀해 보세요.
2. 임상학적 사망과 생물학적 사망의 차이는 무엇인가?
3. 장기이식(안구기증, 골수기증)에 관해 어떻게 생각하는가?

콕~! 찍어주기

❋ 우리가 흔히 경험하게 되는 윤리적 딜레마
  평상시 6가지 윤리적 딜레마에 대한 언론매체의 기사 혹은 논평에 관심을 갖고 읽어 본 후 자신의 생각을 정리해 본다.

  문제점 → 의사결정 & 대처행동 → 대처행동과 의사결정에 관한 근거

  1. 안락사
  2. 인공유산
  3. 뇌사와 장기이식
  4. 부족한 의료자원의 분배
     ICU에서 부족한 Ventilator를 누구에게 적용할 것인가?
  5. 유전학과 관련된 윤리적 이슈
     배아복제, 인간복제
  6. 행동조정과 관련된 이슈
     정신과 병동과 관련된 딜레마에서 격리시킬 때 혹은 알코올리즘 환자의 억제대 적용, 인공호흡기 적용시 의식이 명확한 환자의 경우 억제대 적용 등

참고

❋ 뇌사와 장기이식
  (강남성모병원의 경우 2003년도 6월 장기이식 활성화를 위한 프로그램을 실시하고 있다.
  면접시 장기이식에 관련된 질문이 출제될 확률 높음)
- 뇌사 : 대뇌 및 뇌간이 전반적인 손상에 의해 기능이 불가역적으로 소실된 상태
- 뇌사자 : 뇌사판정 기준 및 뇌사판정 절차에 따라 뇌 전체의 기능이 되살아 날 수 없는 상태로 정지되었다고 판정된 자
- 식물인간 : 손상부위가 대뇌에 한정되며 호흡·순환·혈압조절 기능이 가능한 상태를 의미
- 뇌사판정 기준
  외부자극에 전혀 반응이 없는 깊은 혼수상태일 것
  자발호흡이 되살아 날 수 없는 상태로 소실되었을 것
  두 눈의 동공이 확대·고정되어 있을 것
  뇌간반사가 완전히 소실되어 있을 것

즉, 간호사들은 간호실무에서 법적인 제재나 도덕적인 비난이 두려워서가 아니라, 간호사가 마땅히 해야 할 도리이자 자발적으로 봉사하는 마음에서 우러나오는 직업윤리로서 윤리적인 관점을 중히 여기며 행동해야만 한다.

간호행위에서 간호사가 윤리적 의사결정을 내리는데 기초가 되는 윤리적 개념으로는 옹호·책임·협동·돌봄 등을 들 수 있으며, 이러한 개념들은 모두 간호행위와 판단, 그리고 전문직 기준과 규범의 기초를 제공하고 있으며 미래의 간호실무에서 중요한 의미를 갖도록 강조되고 있다.

1. 윤리적 개념

▶▶▶ **병원면접기출문제**

간호윤리란?

1) 옹호 : 적극적 지지
   간호사와 대상자간의 긍정적 관계에서 발생하며, 환자의 권리를 알리고 이해하도록 하는 일
   환자가 자기의 신념과 가치관에 따라 선택하도록 돕는 일
   환자가 사생활/존엄성을 보호하는 일 등

2) 책임
   대답해 줄 수 있는 능력, 책임질 수 있는 능력으로 국제간호사 윤리강령에 제시되어 있음.
   • 간호의 기본 책임 : 건강증진, 질병예방, 건강회복, 고통경감

3) 협동
   의료에서 팀원간의 협동은 환자의 안녕을 위해 필수적이며 간호사는 환자치료 프로그램을 계획하고 수행하는 다양한 의료진들의 협동을 촉진하는 일차적인 전문인으로 활동하고 있다.

4) 돌봄
   간호행위의 기본

▶▶▶ **병원면접기출문제**

한국윤리강령, 간호에 대해 어떻게 생각하는지 말씀해 보세요.

2. 한국간호사 윤리강령

한국간호사 윤리강령에서 간호의 기본이념은 인간의 존엄과 생명의 기본권을 존중하는 것에 두고 있으며, 간호사의 기본임무로 출생으로부터 죽음에 이르는 인간의 삶에서 건강을 증진하고, 질병을 예방하며, 건강을 회복하고, 고통을 경감하는 데 두고 있다.

간호가 전문직으로서의 면모를 충분히 살리려면 인간의 가치와 존엄성에 높은 가치를 두고 4년 이상의 교육, 그 간호집단을 끌어가는 조직의 일에 대한 헌신, 책임 등이 있어야 한다. 이것을 사회적으로 대중이 믿고 맡길 수 있도록 서약한 것이 전문직 서약이고 윤리강령인 것이다.

간호의 근본이념은 인간의 존엄과 생명의 기본권을 존중하는 것이다.
출생으로부터 죽음에 이르는 인간의 삶에서 건강을 증진하고, 질병을 예방하며, 건강을 회복하고, 고통을 경감하는데 간호사의 기본적 임무가 있다.

간호사는 개인, 가족, 집단, 지역사회에 전인적 간호중재와 상담, 교육 등을 수행함으로써 대상자의 지식을 증진하여 건강에 관한 최선의 선택을 할 수 있도록 한다. 인류 건강과 사회복지를 시행하고, 간호사업의 발전을 도모하며, 아울러 간호사의 권익과 전문인으로서의 도덕적 의무를 실현하기 위하여, 대한간호협회는 이 윤리강령을 제정한다.

> **콕~! 찍어주기**
> ※ 특히 가톨릭계 병원 면접시 한국간호사 윤리강령에 대해 숙지하고 가는 것이 좋다.

1) 한국간호사윤리강령
(1) 간호사는 대상자의 국적이나 인종, 종교, 사상, 사회·경제적 배경, 질병의 종류를 불문하고 동등한 간호를 제공한다.
(2) 간호사는 대상자의 특성을 인정하고, 개별적인 요구와 사생활의 권리를 존중한다.
(3) 간호사는 간호와 관련된 대상자의 정보에 대하여 신의를 지키고 정보를 공유하여야 할 때는 전문적인 판단을 한다.
(4) 간호사는 대상자가 정확한 정보에 의해 의사결정을 하거나 제공되는 간호를 선택하고 거부할 권리가 있음을 존중한다.
(5) 간호사는 대상자와 가족에 대하여 개방적이고 협동적이며, 그들의 참여를 존중한다.
(6) 간호사는 업무의 수준향상을 위한 표준을 설정하고 수행하며, 간호의 학문적 발전을 위한 연구활동에 적극 참여한다.

(7) 간호사는 실제적으로 가능한 최고 수준의 간호를 제공하며, 간호에 대한 개별적인 판단이나 행위에 책임을 진다.
(8) 간호사는 간호직의 사회적 지위 향상과 권익보장을 위해 노력하며, 전문직 조직 활동에 적극 동참한다.
(9) 간호사는 간호와 관련된 모든 협동자의 고유한 역할을 존중하며 협조한다.
(10) 간호사는 대상자가 타인에 의해 안전과 건강이 위협 받을 가능성이 있을 때 대상자를 보호하기 위한 적절한 조치를 취한다.
(11) 간호사는 대상자의 안전과 건강을 유지하고 증진하는데 필요한 생태학적, 사회·경제적 환경을 향상시킨다.

3. 간호윤리강령의 기능

1) 국민에 대한 간호사들의 신뢰와 책임을 수용
2) 전문지 행동과 관계를 위한 안태
3) 환자의 옹호자로서 대상자와 간호사의 관계
4) 동료로서 다른 건강관리 전문가
5) 전문직에 자율의 의미 제공 등이다.

> **참고** ※ 환자의 권리 선언
> 정당한 의료혜택과 최선의 의료보장, 의료행위의 목적, 방법, 내용 및 그 결과를 알권리, 치료나 검사, 기타 의료행위를 선택, 수락, 거부할 권리 등 각종 권리를 내용으로 하며, 우선 우리나라에서는 1985년 6월에 한국소비자단체에서 선언한 바 있다.

4. 의료(간호)전문직의 특성

▶▶▶ **병원면접기출문제**

1. 간호전문직이 타 전문직과 구별 될 수 있는 사항은?
2. 간호전문직의 성격 혹은 특성은?

1) 직업의 주체이자 병고로 고통받는 인간에 대한 전적인 봉사직이다.
2) 사회성
의료활동은 사회가 직접 요청하는 직무이기 때문에 그 사회 안의 요청하는 기능을 다해야 한다. 더불어 그에 상응하는 존경과 권위와 의무가 주어져야 한다.
3) 지식과 진실성의 요청
의료전문직은 인간의 건강과 생명에 직접 관련되는 봉사이므로 그 임무를 수행할 능력과 지식이 전제되며 임무수행도 진지하고 성실하게 이행되어야 한다.

4) 인간의 존엄성 때문에 윤리성과 종교성이 요청
　이런 점에서 남보다 윤리관이 투철해야 하며, 윤리를 추상적으로 논하기 보다는 바른 실천, 좋은 행위를 하는 것으로 의미를 가질 수 있다.

5. 바람직한 간호사의 자질

> **선배들의한마디**
> 취업준비생인 본인과 면접관의 입장을 바꿔 생각해 보자! 당신이 면접관이라면 면접응시생의 자질을 한 번쯤은 체크해 보고 싶을 것이다. 당신이 경영자의 입장에서라면 최소한 면접응시생이 병원에서 같이 일할 수 있는 믿을만한 인격을 가진 사람인지부터 궁금할 것이다. 병원경영진 및 간호행정가들은 대부분의 졸업예정자들에게 병원입사와 동시에 병원시스템에 맞춘 간호실무를 다시 처음부터 재교육시켜야 함을 잘 알기 때문이다.

1) 조화된 인격
　(1) 품위가 있어야 하고, 위엄이 있고, 육체적으로 정신적으로 건전하고, 생에 대해 보다 긍정적인 사람이어야 한다.
　(2) 영리하며, 견문이 넓고, 유능한 사람이어야 한다.
　(3) 관용이 있고, 인정이 많은 사람이어야 하며, 사랑과 정성이 있어야 한다.
　(4) 정서적인 면에 있어서 성숙한 사람이어야 한다.
　(5) 전문직을 행하는데 있어서나, 사회적 위치에서 책임감이 있는 사람이어야 한다.

2) 원만한 대인관계
　(1) 남을 존중하고, 친절을 베풀고, 관심을 갖는 성격을 가져야 한다.
　　원리원칙대로 행하는 가운데에 원만하고 건전한 대인관계를 맺을 수 있으며 아낌없이 주도록 한다.
　(2) 타인을 잘 받아들일 수 있는 성격이어야 한다. 즉, 이해해야 한다.
　(3) 자신을 잘 알아야 한다.
　(4) 무엇을 행해야 할지를 알고 있어야 하며, 어떻게 행해야 할 것인가도 알아야 한다.
　(5) 항상 모든 사람에게 정중하고 성실할 것
　(6) 타인으로부터 충고나 도움을 기쁜 마음으로 받아들일 것
　(7) 의사소통을 잘 가질 것, 독단적이거나 논쟁적인 인사는 피할 것
　(8) 음성을 조절할 것
　(9) 많은 사람과 사귈 것
　(10) 시간적 요소의 이점을 잘 택할 것
　(11) 어떤 일이 있어서든지 동료가 일을 잘 했을 때는 칭찬을 해 줄 것
　(12) 잘못 이해된 것은 명확하게 하도록 할 것

⑬ 겸손한 승리자가 되며 깨끗한 패배자가 될 것
⑭ 남을 당황하게 만들지 말 것

3) 책임감
(1) 간호사의 기본책임 - 생명보존, 고통경감, 건강증진
(2) 절약 - 개인경제, 기관경제
(3) 교육에 관한 책임
(4) 남을 감독할 책임 - 정확한 판단, 공정한 입장에 서서 감독한다.
(5) 위험한 상태가 일어나지 않도록 예방할 책임이 있다.

환자를 간호하는 곳에서 생기는 사건에 대하여 법적인 문제에 저촉되지 않도록 규칙이나 지침에서 벗어나는 행동은 삼가야 한다.
간호하는 동안 환자의 증상을 관찰, 기록한다.

> **참고** ※ 간호사가 가져야 할 인격적 자질
>
> **1. 정직해야 한다.**
> - 모든 사건이나 관찰을 정확하게 기록하고 보고해야 한다.
> - 투약, 처치 등 모든 일에 있어 정확성을 기하고 정직해야 한다.
> [실례로 S대병원 중환자실에서 입사한지 두 달된 신입간호사가 투약사고와 부적절한 간호행위에 대해 거짓진술 및 기록을 한 후 권고사직을 당한 일이 있었다. 이러한 경우 간호윤리 및 환자의 생명 보호차원에서 권고사직은 정당한 것으로 간주된다.]
>
> **2. 신뢰 받을 수 있는 사람이어야 한다.**
> - 어떠한 상황에 처하여도 자신의 감정을 억제할 수 있어야 한다.
> - 억울한 상황, 분노 등을 이기고 합리적이고 논리적인 사고력과 자제력이 필요하다.
> [위 S대병원 중환자실 신입간호사의 권고사직에 대한 정당한 이유 중 하나가 동료를 비롯한 모든 간호사들로부터 신뢰를 잃었기 때문이었다.]
>
> **3. 자신 뿐만이 아니라 남에게도 성실해야 한다.**
> - 자기자신을 인간으로서 존중할 줄 알아야 한다.
> - 동료, 상관, 모든 보건의료팀 일원과 상호 협조적이어야 한다.
> - 환자에게 성실하고 비밀을 지켜야 한다.
>
> **4. 큰 포부를 가져야 한다.**
> - 전문인으로서 성공을 가져오는데 필수적인 것이다.
> - 늘 새로운 기술을 습득, 실행하고 관찰하는 기회를 가져야 한다.
>
> **5. 모든 자원에 대하여 풍부한 지식을 가져야 한다.**
> - 생명을 다루어야 하므로 풍부한 전문적 지식이 필요하다.
> - 응급 상황에 처하였을 때 그 일의 처리는 어떻게, 어떤 기구를 이용해야 하는지 모두 알고 있어야 한다.
> - 필요할 때 노력이나 충고, 정보를 얻기 위하여 어디를, 누구에게 가야 하는지를 모두 알고 있어야 한다.
>
> **6. 바른 판단을 내리기 위한 지혜를 가져야 하며, 보다 지혜로운 행동을 행할 수 있어야 한다.**
> - 대인관계에 있어 신중해야 하며, 분별을 지킬 줄 알아야 한다.
>
> **7. 미덕을 가져야 한다.**
> - 비도덕적인 행동에 대항할 용기를 가져야 한다.(특히 환자의 입장에서)
> - 환자로부터 비전문적인 관심이나 아첨을 배제해 주어야 한다.
>
> **8. 관용이 있어야 한다.**
> - 다른 사람의 권리와 특권을 존중해야 한다.(환자 및 동료)
> - 다른 의견도 받아들일 수 있는 아량이 필요하다.

4) 윤리관
 (1) 단순한 과학적 이론이나 기술에 근거한 간호행위가 아닌 인간생명의 존엄성과 관계되는 철학과 윤리로 구성되는 간호의 도가 동시에 고려되고 실천되어야 한다.
 (2) 간호에 있어서 윤리의 중요성에 대한 인식은 보편화되고 있지만 간호사의 전문적 능력은 간호실무를 바탕으로 윤리적 갈등이나 딜레마 상황에서의 의사결정능력도 요구하게 되었다. 이 윤리적 의사결정능력은 윤리적인 사고와 직접적인 관계가 있다.

5) 생활태도
 전문직업인이란 평생직인 만큼 사생활도 직업윤리에 포함되는 것이다.

> **선배 둘의 한아디**
>
> 간호사도 인간이다. 신이 아닌 이상 완벽한 인격체를 가질 수는 없다. 다만, 상대방에 대한 배려와 애정, 관심이 다른 전문직을 갖고 있는 사람들보다도 더 깊어야 하며, 대화의 기법 또한 직설적이고 감정적인 표현이 아닌, 간접적이고 부드러운 표현이기를 바라는 것이다.
>
> 또한 상대방이 환자든, 동료든, 타 의료진이든간에 질책보다는 격려를, 단점보다는 장점을 더 중요시하는 생활태도와 마음은 간호사가 갖추어야 할 기본소양일 것이다. 이러한 기본소양은 인간에 대한 이해를 바탕으로 하고 있으며, 세상을 바라보는 편견과 선입견, 위선을 가장 멀리 해야 함을 알리는 경종이다. 냉철한 머리와 따뜻한 가슴으로 인간에 대한 애정과 이해를 요하는 간호학이야말로 21세기 실천과학이자, 미래학문이라고 단언할 수 있겠다.

▶▶▶ **병원면접기출문제**

1. 21세기 간호사상은 무엇이라고 생각하십니까?
2. 본인의 간호에 대한 신념 혹은 간호의 정의에 대해 말씀해 보세요.
3. 친절한 간호사란?
4. 훌륭한 간호사란?

콕~! 찍어주기

✚ **다음은 환자와 동료간호사가 바라 본 바람직한 간호사상에 대한 내용이다.**

특히 간호사의 관점에서 바라본 간호사상은 임상에서 일어날 수 있는 위기상황 대처능력과 의사결정방법, 작게는 간호단위를 비롯한 병원 조직에서의 융화 및 적응력 등을 나타내는 지표로서 동료평가와 동시에 면접관의 평가항목에도 해당되는 사항들이기 때문에 주의깊게 살펴보아야 한다.

1. 환자의 입장에서 바라본 바람직한 간호사상
① 친절하고 상냥한 간호사
② 사랑과 희생, 봉사정신을 가진 간호사
③ 인간적으로 이해하고 관심을 가져주는 간호사
④ 대화할 수 있는 간호사
⑤ 용모가 단정하고 청결한 간호사
⑥ 예절 바른 간호사
⑦ 책임감이 강하고 관찰력이 있으며 기술이 좋고 신속한 처치를 해 주는 간호사
⑧ 직업에 대한 긍지를 가진 간호사
⑨ 전문지식이 많은 간호사

2. 간호사의 입장에서 바라 본 바람직한 간호사상
① 환자의 상태를 파악하여 그에 맞는 간호계획 및 중재를 하는 간호사
② 인간의 생명과 존엄성, 권리를 존중하는 간호사
③ 정직하며 항상 원리원칙에 맞게 행하며 책임을 다하는 간호사
④ 풍부한 지식으로 응급상황에 대처하는 능력이 있어 지혜롭게 해결하는 간호사
⑤ 의료팀과 협조하며 환자에게 이익이 되게 노력하는 간호사
⑥ 항상 자신의 위치를 알고 무엇이 행해지는지 상황을 파악하고 긍정적이고 발전적인 사고를 하는 간호사
⑦ 원만한 대인관계를 이루는 간호사
⑧ 직업상 윤리관을 가지고 신의를 지키는 간호사
⑨ 계속적인 교육참여 및 연구로 간호행위의 자격을 보존하는 간호사
⑩ 새로운 기술을 습득할 자세 및 자발적으로 행동하는 자세를 갖는 간호사
⑪ 건강하며 용모가 단정하고 분별력이 있는 간호사
⑫ 해로운 일은 무엇이든지 하지 않으며 판단력이 뛰어난 간호사
⑬ 간호업무와 간호교육의 바람직한 표준을 결정하고 실시하는데 중요한 역할을 하는 간호사
⑭ 잘못된 것의 개선점에 대해 말할 수 있는 용기 있는 간호사
⑮ 전문직의 명예를 손상시키지 않도록 개인활동의 규범을 준수하는 간호사
⑯ 도움이 되는 충고 및 조언을 고맙게 받아들이며 노력하고 관용이 있는 간호사
⑰ 소독관리 및 주위환경을 깨끗이 하는데 힘쓰는 간호사

선배들의 한마디

생각해 보자! 나만의 간호관

간호철학자들의 이론과 정의를 교과서적인 암기만으로 한계를 두는 것이 아니라 간호학도로서 일상생활 혹은 실습시 자신만의 뚜렷한 간호관을 확립하는 것이 중요하다.

물론 자신만의 간호관은 철저하게 간호전문직으로서의 윤리강령을 바탕으로 확립되어야 한다. 자신의 간호관이 확립된 경우 간호실무에서의 윤리적 딜레마 혹은 간호사동료와의 갈등, 타 의료진과의 갈등에 합리적인 해결방안을 찾을 수 있으며, 간호사 본인의 상황판단력과 분별력의 자생력을 키워 준다.

본인이 취업을 희망하는 병원의 간호관 혹은 간호비전과 자신의 간호관, 간호비전이 같은 방향, 같은 목표를 추구하는 경우에는 면접관으로부터 긍정적인 평가를 받을 수 있으며, 다른 면접응시자들과 차별화된 면접응답을 할 수 있다.

콕~! 찍어주기

✱ **병원별 간호부의 비전 혹은 간호관을 소개해 본다.**
먼저 자신의 간호관을 정리해 본 후 아래의 병원별 사례에서 중요한 Key point를 이해한 다음 다시 재정리를 해 보자! (특히 경희의료원과 같이 논술시험을 보는 병원은 보건의료계 & 간호계 시사상식과 접목된 간호윤리관을 주제로 한 논술형의 구술시험 혹은 필기시험을 볼 수 있다.)

◈ 국민과 함께하는 21세기 초일류 병원 서울대학교 병원 ◈
　서울대학교병원 홈페이지에서 참조

1. 간호부의 철학
　간호의 대상자인 인간은 육체적, 정신적, 정서적, 사회적 특성을 가진 통합체로서 양질의 간호를 받을 권리가 있으며, 간호사는 간호과학을 바탕으로 환자중심의 전인간호를 실시한다. 간호부는 환자간호에 최선을 다할 수 있도록 환경을 조성하며, 계속적인 연구와 교육을 통하여 임상간호발전을 선도할 책임과 의무를 가진다.

2. 간호부의 비전
　최상의 간호로 고객에게 감동을 주는 간호부

3. 병원의 경영이념
　• 환자중심
　　우리는 모든 환자에게 정확하고 친절한 진료를 제공하기 위하여 의료서비스의 질과 경영의 효율성을 끊임없이 향상시킨다.
　• 인간존중
　　우리는 서로 존경과 협력의 정신으로 업무에 임하며 병원이 자아를 실현할 수 있는 삶의 터전이 되도록 노력한다.
　• 지식창조
　　우리는 스스로 소질과 능력을 계발하고 창의적 열정으로 새로운 지식 및 기술을 지속적으로 창출한다.
　• 사회봉사
　　우리는 올바른 의료정보와 지식을 의료계 및 국민과 공유하며 의료봉사를 통하여 국민의 건강증진에 기여한다.

4. 행동규범
　환자에게는 친절과 봉사로, 동료간에는 신뢰와 협력으로, 업무에서는 자율과 책임으로 깨끗하고 밝고 부드러운 병원을 만든다. (C.B.S; Clean, Bright, Soft)

◈ 국민건강보험공단 일산병원 ◈
　국민건강보험공단 일산병원 홈페이지에서 참조

1. 간호부의 철학
　우리나라 의료보험 발전을 위한 시범 모델병원으로서의 설립이념에 부응한 역할 수행으로, 효과적인 간호체계를 확립하고 유지시키며, 간호전문직의 발전을 위한 기반을 구축한다.

콕~! 찍어주기

◆ 동아대학교 병원 ◆
동아대학교 홈페이지에서 참조

1. 심벌
작은 원 3개는 신뢰감, 인간애, 친절봉사를 뜻하며, 십자형태는 학문탐구의 의무와 인간의 질병 퇴치를 위해 앞장서는 미래 지향적인 대학병원으로서의 참모습을 담고 있다. 밝고, 명랑한 의료기관으로서의 친근감을 내포.

2. 간호부의 철학 및 목적
본 병원의 설립이념과 한국간호사 윤리강령에 준하여 간호의 기본 책임인 건강증진 및 회복, 질병예방, 고통경감을 실천하고 인간생명의 존엄성과 권리를 존중하며, 계속 연구하여 과학적 지식체를 발전시키는 한편 다른 부서의 직원과 협조하는 가운데 현실의 여러 특수한 상황속에서 가능한 최고 수준의 간호를 제공함을 목적으로 한다.

◆ 아주대학교 병원 ◆
아주대학교 홈페이지에서 참조

1. 간호부(의료지원부) 철학
① 간호학의 발전을 위하여 지속적인 연구, 활동 및 전문직 활동에 참여하여 국민건강 유지 및 증진에 기여한다.
② 환자의 권리를 보호하기 위하여 노력한다.
③ 간호진단을 적용한 간호과정을 수행함으로써 양질의 간호를 제공하여 환자의 건강수준이 최적으로 유지·증진되도록 도모하며, 또한 환자로 하여금 인간다운 품위속에서 임종을 맞을 수 있도록 분위기를 조성한다.
④ 환자 개개인의 존엄성과 기본권리를 존중하며 사회적, 경제적 계급, 건강문제의 성질 혹은 개인적인 속성에 제한없이 질적인 간호를 제공한다.
대상자에게 양질의 간호를 제공하기 위해 간호표준을 설정, 실행한 후 계속 연구·평가하여 효율적인 간호방법을 모색한다.
⑤ 간호의 계획, 관리, 유지, 평가를 위해 필요한 지식과 기술을 효과적으로 사용하며, 간호 전문화를 위하여 계속적으로 노력한다.

2. 간호부(의료지원부)의 목적
① 교직원의 일원으로 환자중심의 최상의 간호를 제공하여 깨끗한 병실, 친절한 병원, 간호 전문화를 창출한다.
② 환자를 신체적, 사회적, 심리적, 교육적, 영적, 재활요구를 가진 인간으로 이해하고 전인간호를 제공한다.
③ 환자에게 간호과정을 적용한 과학적 간호를 제공한다.
④ 전문적인 업무수행을 규명하고, 실행하고, 평가하고, 조정할 수 있는 간호표준을 설정하고, 수행한 간호를 평가·고찰함으로써 간호의 질을 향상시킨다.
⑤ 환자 개개인의 존엄과 가치를 인지하는 환경을 조성하며 환자, 직원, 방문객들에게 항상 안정된 느낌을 줄 수 있는 분위기 조성과 서비스 향상을 위해 노력한다.
⑥ 건강과 관련된 결정에 환자가 직접 참여할 수 있는 기회를 마련한다.
⑦ 간호사는 의료 요원간의 원활한 의사소통을 유지·증진하며 타 부서와 협동관계를 유지시킨다.
⑧ 지역사회와의 관계를 육성하며 발전을 도모한다.

▶▶▶ **병원면접기출문제**

1. 참간호, 전인간호에 대해 정의해 보세요.
2. 의사와 간호사의 관계, 질적 간호란 무엇입니까? 의사와의 관계에서 문제발생시 어떻게 대처하겠습니까?
3. 실습시 role 모델로 삼고 싶은 간호사가 있었습니까? 있었다면 그 이유는 무엇입니까?
4. 환자를 간호하는데 있어서 가장 중요한 것은 무엇이라고 생각하십니까?
5. 자신이 본 best RN & worst RN에 대해 예를 들어 보시오.
6. 나이팅게일의 간호관에 대해 어떻게 생각하십니까?
7. Maslow의 욕구이론에 대해 말씀해 보세요.

II. 간호사고와 법

1. 의료법

1) 의료법상 간호업무
   (1) 환자의 요양상의 간호 및 진료의 보조(의료법 제2조 제2항 제5호)
   (2) 환자 또는 보호자에 대한 요양방법의 지도(의료법 제22조)
   (3) 간호기록의 작성 및 보관(의료법 제 21조 동시행규칙 제17조 제3항 및 제18조 제7호)
      ① 체온, 맥박, 혈압에 관한 사항
      ② 투약에 관한 사항
      ③ 섭취 및 배설물에 관한 사항
      ④ 처치와 간호에 관한 사항

2) 간호사고의 의미
   사고란 원래 뜻밖에 일어난 원치 않은 일이나 탈을 의미한다. 이러한 의미에서 간호사고란 환자가 간호사로부터 간호서비스를 제공받음에 있어 발생된 예상하지 못하고, 원하지 않았던 불상사이다.

   따라서 환자감독 및 관찰업무가 간호업무에 주어져 있다는 간호학적 측면을 종합하여 간호사고란 "간호사가 근무 중 자신의 관리 책임 및 영역 내에서 일어난 원치 않은 일이나 탈로서 간호사의 잘못이라는 평가가 전혀 내포되지 않고 예측된 간호의 효과 외에 발생된 나쁜 결과"라고 정의할 수 있다.

3) 의료인의 업무

▶▶▶ 병원면접기출문제

법정의료인, 의료인이란 누구를 의미하는가?

(1) 의사 : 의료와 보건지도
(2) 치과의사 : 치과의료와 구강보건지도
(3) 한의사 : 한방의료와 한방보건지도
(4) 조산사 : 조산 · 임부 · 해산부 · 산욕부 · 신생아의 보건과 양호지도
(5) 간호사 : 상병자, 해산부의 요양상의 간호, 진료의 보조, 보건활동 – 보건진료원, 모자보건요원, 결핵관리요원, 기타 보건교사

4) 의료인의 자격과 면허
해당 국가시험 합격 후 보건복지부장관의 면허 받은 자(의사, 한의사, 치과의사, 간호사, 조산사)
- (1) 의사·치과 의사·한의사 국가시험 응시자격
    - ① 해당 대학 졸업 후 해당 학사학위를 받은 자
    - ② 보건복지부장관이 인정하는 외국대학 졸업 후 외국의 의사, 치과의사, 한의사 면허를 받은 자
- (2) 조산사 국가시험 응시
    - ① 간호사 면허를 가지고 1년간 조산의 수습과정을 마친 자
    - ② 보건복지부장관이 인정하는 외국의 조산사 면허를 받은 자
- (3) 자격간호사 국가시험 응시자격
    - ① 대학 간호학과나 전문대학 간호과 졸업자
    - ② 보건복지부장관이 인정하는 외국의 대학졸업학력을 가지고 외국의 간호사 면허를 받은 자

5) 의무기록지 보관연도 : 보존 기간

▶▶▶ **병원면접기출문제**

의무기록지 보관 연도는?

- (1) 10년 : 진료기록부, 수술기록
- (2) 5년 : 환자명부, 검사소견서, 간호기록부, 조산기록부, 방사선사진 및 그 소견
- (3) 3년 : 진단서, 사망진단서, 사체검안서 등의 부본
- (4) 2년 : 처방전

(6) 의료광고

▶▶▶ **병원면접기출문제**

의료법규 중 의료광고 허용범위는?

- (1) 허위, 과대 광고 등의 금지
    - ① 의료법인, 의료기관, 의료인만이 의료에 관한 광고 할 수 있음.
    - ② 누구든지 특정의료기관이나 특정의료인의 기능, 진료방법, 조산방법, 경력, 약효 등에 관해 광고 못함.

③ 광고의 범위

진료담당 의료인의 성명, 성별, 면허종류, 진료과목, 전문과목. 의료기관의 명칭, 소재지. 전화번호

④ 진료일, 진료시간, 응급의료 전문인력, 시설, 장비 등 응급의료시설 운영에 관한 사항, 예방진료의 진료시간, 접수시간, 진료인력, 진료과목 등에 관한 사항, 야간 및 휴일진료의 진료일자, 진료시간, 진료인력 등에 관한 사항, 주차장에 관한 사항

⑤ 광고의 게재
- 텔레비전과 라디오를 제외한 모든 매체에 게재 가능
- 일간신문에 의한 광고(월 1회)
- 새로 개설, 휴업, 폐업, 재개업, 장소 이전시(월 2회)

(2) 학술목적 이외의 의료광고 금지

학술목적 이외의 예방의학적, 임상의학적 연구결과, 기능, 약효, 진료, 조산방법 등에 관한 광고 금지

2. 전문간호사

▶▶▶ 병원면접기출문제

전문간호사의 정의와 역할에 대해 이야기 해 보시오.

1) 전문간호사 정의

전문간호사(Advanced Practice Nurse, APN)는 보건복지가족부장관이 인증하는 전문간호사 자격을 가진 자로서 해당 분야에 대한 높은 수준의 지식과 기술을 가지고 자율적으로 의료기관 및 지역사회 내에서 간호대상자(개인, 가족, 지역사회)에게 상급 수준의 전문가적 간호를 제공하는 사람이다.

2) 분야별 전문간호사

의료법에서 인정하고 있는 전문간호사 분야는 가정, 감염관리, 노인, 마취, 보건, 산업, 아동, 응급, 임상, 정신, 종양, 중환자, 호스피스 등 총13개다.

3) 전문간호사자격취득
(1) 시험 주관기관

전문간호사 자격시험은 보건복지가족부의 위임을 받아 대한간호협회 출연 기관인 한국간호평가원에서 시행한다.

(2) 응시자격

① 전문간호사과정 수료(졸업)생

보건복지가족부장관이 지정하는 교육기관에서 해당 전문간호사 교육 과정을 이수한 자. 교육과정에 입학하려면 교육받기 전 10년 이내에 지정된 분야 기관에서 3년 이상 간호사 실무경력이 있어야 한다.

이상 간호사 실무경력이 있어야 한다.
② 외국전문간호사 자격 소지자
보건복지가족부장관이 인정하는 외국의 해당 분야 전문간호사 자격이 있는 자.

(3) 합격자 결정
합격자 결정은 1차 필기시험과 2차 실기시험에서 각각 총점의 60퍼센트 이상을 득점한 자로 한다.

4) 전문간호사 주요역할
- 전문간호사는 임상간호술 뿐만 아니라 전문간호분야의 관련지식이 뛰어난 실무자로 간호대상자에게 안전하고 질적이며 효과적인 간호를 제공한다.
- 이를 위한 전문간호사의 구책적 역할은 다음과 같다.

(1) 전문가적 간호실무 제공자
자신의 전문분야에서 간호와 간호 관련 학문에 대한 폭넓은 지식과 기술을 기초로 대상자에게 상급간호실무를 제공한다.

(2) 교육자
환자, 가족, 일반간호사, 간호학생, 타 보건의료인력을 대상으로 교육을 실시하고 보수교육 또는 실무교육프로그램 개발에 참여한다.

(3) 연구자
기존의 연구결과를 현장에 적용하고 실무 중에서 간호문제를 발견하여 연구 문제로 제시하며, 연구를 시행하거나 연구에 참여한다.

(4) 지도자
대상자에게 제공하는 간호의 질 및 상급간호실무의 수준을 향상시키기 위해 변화촉진자, 역할모델, 옹호자로서 임상적 지도력을 발휘한다.

(5) 자문가
대상자 간호의 질을 향상하기 위해 환자, 가족, 일반간호사, 타 보건의료인력을 대상으로 상급지식, 기술, 판단력을 사용하여 자문한다.

(6) 협동자
대상자를 위해 간호의 효과를 최대화하기 위해 일반간호사 및 관련 보건의료인력과 협동적 관계를 형성하고 조정 활동을 한다. (출처: 대한간호협회 홈페이지, 2011. 05. 23)

3. 가정간호사

▶▶▶ 병원면접기출문제

가정간호사의 역할에 대해 말해 보시오.

1) 범위

   간호, 검체채취 및 운반, 투약, 주사, 응급처치 등의 교육 및 훈련, 상담, 건강관리에 관한 다른 의료기관 등으로 의뢰
2) 가정전문간호사에 의해 실시
3) 가정전문간호사가 검체 채취 및 운반, 투약, 주사, 간호시행시 의사나 한의사의 진단 및 처방이 필요
4) 처방의 유효기간은 처방일로부터 90일까지임.
5) 가정간호를 실시하는 의료기관의 장은 가정전문간호사를 2인 이상 두어야 함.
6) 가정간호에 관한 기록은 5년간 보존

4. 전염병

▶▶▶ **병원면접기출문제**

> 세균성 이질은 법정전염병 몇 군인가?

1) 제1군 전염병

   전염속도가 빠르고 국민건강에 미치는 위해 정도가 너무 커서 발생 또는 유행 즉시 방역대책을 수립
   - 콜레라/ 페스트/ 장티푸스/ 파라티푸스/ 세균성 이질/ 장출혈성 대장균 감염증

2) 제2군 전염병

   예방접종을 통하여 예방 또는 관리가 가능하여 국가예방접종사업의 대상이 되는 질환.
   - 디프테리아/ 백일해/ 파상풍/ 홍역/ 유행성이하선염/ 풍진/ 폴리오/ B형 간염/ 일본뇌염

3) 제3군 전염병

   간헐적 유행, 지속적 감시
   - 말라리아/ 결핵/ 한센병/ 성병/ 성홍열/ 수막구균성수막염/ 레지오넬라/ 비브리오패혈증/ 발진티푸스/ 발진열/ 쯔쯔가무시병/ 렙토스피라증/ 브루셀라증/ 탄저병/ 공수병/ 신증후군출혈열/ 인플루엔자/ AIDS

4) 제4군 전염병

   신종전염병증후군(황열/ 뎅기열/ 마그버/ 에볼라)

III. 안전관리

> **콕~! 찍어주기**
>
> ✱ 환자의 안전사고
> 낙상, 화상(간호사의 주의의무태만으로 인한 낙상은 간호사에게 책임 있고, 임상에서 가장 흔한 안전사고이며, 안전사고 중 가장 많이 출제됨)

1. 낙상

(1) 낙상의 안전관리
법적 소송방지를 위한 가장 좋은 방법 : 넘어질 가능성을 예상하고 그것을 예방할 수 있는 방법을 실행
→ 환자가 침대에 있어야 한다는 처방지시를 받았다든가, 침대 옆에 side rail을 올려 놓아야 함을 가족구성원이 알고 있다는 기록이 있어야 함.

(2) 낙상 안전관리의 지침
① 환자 입원시 병실 오리엔테이션 할 때 각종 낙상의 가능성을 철저히 주지시킨다.
② 낙상예방을 위한 간호가 요구되는 대상자 **국시**
  ㉮ 일반적으로 노인이나, 소아, 의식이 명료하지 못하거나 매우 불안정한 환자 및 수술환자에게는 반드시 침대난간을 올려준다.
  ㉯ 낙상에 대한 과거력
  보행자세의 변화, 이뇨제, 진통제를 포함한 약물 복용, 체위성 저혈압
③ 야간이나 환자가 혼자 침상에 누워있을 때 간호사는 수시로 회진하면서 양쪽 침대 난간을 올려준다.
또한 병원의 정책이나 간호실무 표준의 절차대로 간호를 수행하지 못했다면 그 내용과 왜 따르지 않았는지에 관해 기록한다.

> **참고** ✱ 낙상 위험 대상자
>
> 1. 7세 이하의 소아
> 2. 무의식 환자, 혼미환자, 정서불안 환자, 경련의 우려가 있는 환자
> 3. 시력 또는 청력 장애 등 감각지각 이상 환자
> 4. 항우울제, 항불안제, 항정신치료제, 최면진정제, 이뇨제 복용하는 환자
> 5. 낙상의 기왕력이 있는 환자
> 6. 현기증 및 체위성 저혈압이 있는 환자

| 참 고 | ❋ 낙상예방 간호 평가 항목 |

평가방법	평가 기준
간호정보조사지	• 입원 시 및 매일 낙상 위험군 사정이 되어 있는가?
낙상고위험환자리스트관찰	• 낙상 고위험 환자 리스트가 관리 되고 있는가
	• 필요 시 야간 배설 시간대 관리가 이루어지는가
낙상기록	• 낙상위험도 사정과 간호중재가 이루어지고 있는가
	• 근무조 별로 낙상예방에 대한 환자 및 보호자 교육과 이행 정도가 기록되어 있는가
관찰	• 낙상주의 팻말이 부착되어 있는가
	• 혼자 이동이 어려운 경우 보행보조기구를 적용하거나 직원 또는 보호자와 함께 이동하는가
	• 순회 시 간호직원은 배설 배뇨요구를 확인하고 도움을 제공하는가
	• 침대의 보조난간은 올려져 있는가 - 4단일 경우: 환자의 머리쪽 2개 필수 - 2단일 경우: 2개 모두 필수
	• 침대의 보조난간은 잘 작동하는가
	• 보호대(억제대)를 적절하게 사용하였는가 (혼미, 정서불안환자) - 의사처방이 있어야 하고 억제대 적용 후 환자 상태(피부상태 포함)에 대한 기록이 매 근무조마다 있어야 한다
	• 7세 이하의 소아의 침상은 커튼이 완전히 열려있는가 - 환자의 프라이버시에 문제가 되지 않는 한, 침대의 커튼이 모두 열려져 있거나 제거된 상태여야 한다.
	• 7세 이하 소아가 성인용 침대 이용 시 양쪽 침대 난간에 커버를 덧대었는가
	• 환아가 혼자 방치되어 있지 않은가 (유모차, 휠체어, 운반차, 창틀)
	• 고장 확인 - 유모차(bar, 안전벨트 확인), - 휠체어(바퀴 잠금장치 확인), - 운반차(바퀴잠금장치와 보조난간 확인)
	• 장의자, bed side table은 바퀴가 고정되어 있는가
	• 병실 바닥이나 복도 바닥에 물이 없는가 - 물기가 있을 경우 '미끄럼 주의' 표시 세워두기
	• 환자 운반용 cart 이동 시 보조난간을 올렸는가
관찰/면담	• 코모도 사용 시 보호자 또는 간호직원이 옆에서 지지하는가
면담	• 환자 보호자는 side rail 사용법과 간호사 호출기 사용법을 알고 있는가
교육자료	• 환자 및 보호자는 낙상예방교육을 받고 교육자료에 서명하였는가

▶▶▶ **병원면접기출문제**

노인 혹은 소아환자에게 있어 낙상을 예방하기 위해 어떻게 대처해야 하는가?

참고 ❈ 낙상에 대한 입원 환자 교육 내용 (성인용)

낙상예방을 위한 지침

▶ 다음은 낙상이 발생할 수 있는 경우입니다. (해당사항에 v 표시)
☐ 이전에 낙상하거나 미끄러져 넘어진 경험이 있음
☐ 혼자 거동이 불편함
  - 목발/지팡이/보행기 사용
  - 보행보조 목적의 보조기 이외에 주변 기물/기구를 잡고 보행
☐ 의식상태가 명료하지 않아 혼자 이동 어려움
☐ 약물투여로 화장실을 자주 가야 하거나 저혈압, 어지러움, 기운 없음, 졸린 상태 등을 경험하는 경우

▶ 다음은 꼭 지켜주십시오. (해당사항에 v 표시)
☐ 침상난간은 항상 올려놓습니다.
  (침상 난간이 4개인 경우 머리 부분은 2개 항상 올려둡니다)
☐ 침상 난간 위로 넘어다니지 않습니다.
☐ 침대 위에서 일어서지 않습니다.
☐ 환자 혼자 화장실에 가거나 이동하지 않습니다.
  - 화장실에 가거나 이동이 필요한 경우 항상 보호자와 함께 이동합니다.
☐ 보호자는 환자의 곁을 떠날 경우 간호사에게 알립니다.
☐ 보호자가 바뀌는 경우 환자의 낙상 예방을 위한 교육을 받도록 합니다.
☐ 병원에서는 슬리퍼를 신지 않습니다. 발에 꼭 맞는 실내화를 착용합니다.

▶ 낙상으로 인하여 치명적인 결과 (골절, 마비, 뇌출혈, 사망 등)가 발생하기도 합니다.
▶ 환자의 안전사고 예방을 위하여 위 사항을 지키도록 하겠습니다.
  설명한 간호사와 설명을 들은 환자 또는 보호자의 서명을 각각 기입한다.

참고문헌: 삼성서울병원 간호부

※ 병원별 간호안전관리는 다를 수 있습니다. 반드시 소속 기관의 절차를 준수하셔야 합니다.

2. 화상

▶▶▶ **병원면접기출문제**

1. 온열요법시 Hot Bag으로 인한 화상을 방지하기 위해서는 어떻게 하여야 하는가?
2. Hot bag에 물을 어느 정도 담아야 하는가?
3. 냉온요법이란
4. Hot bag의 목적 3가지
5. Hot bag 온도
6. Ice bag

콕~!찍어주기

✻ Hot Bag의 적절한 온도는 ?
Hot Bag의 적절한 온도와 Hot Bag적용 시 화상방지를 위한 방법은 출제빈도가 높다.

참고 ✻ CPR상황에서 defibrillation시 전기충격으로 인한 흉부 부위의 화상
예방하기 위해 DC패드에 먼지가 묻지 않도록 깨끗이 잘 보관하고, 응급상황시 젤리(윤활제)를 적당하게 묻혀 화상을 예방한다.

1) Hot Bag

(1) 더운물 주머니를 만들 때는 감각과 순환이 완전한 성인의 경우 46~51℃로 준비한다
(2) 더운물 주머니 사용시 주의점을 환자나 보호자에게 주의시킨다.
(3) 연로자, 어린이, 유아, 허약한 환자, 무의식 환자, 순환기 장애가 있는 성인의 경우 열에 대한 저항력이 약하므로 40~46℃ 이하로 준비한다.
(4) 반드시 cover를 씌워 사용하며 Hot bag 사용 부위를 자주 관찰하여 주의를 기울인다.
(5) 목욕물 또는 좌욕실 물은 항상 온도에 유의한다.
(6) 화상을 일으킬 수 있는 약품(iodine, HCL) 사용시 주의한다.
(7) Heat lamp 사용 시에는 부위를 자주 관찰하여 과열되지 않도록 시간 간격을 두도록 한다

참고 ✻ 면접 준비 노트 준비 사례
1. hot bag에 물은 어느 정도 담아야 하는가?
2/3 정도 채우고 공기를 모두 배출 시킨 후 안전하게 cap을 닫는다.
지나치게 축축해진 부분은 닦아준다.
타올이나 커버를 씌워준다.
pin은 절대로 사용하면 안된다.
20~25분간 사용한다.

참고
2. hot bag의 목적 3가지
   통증을 감소시킨다
   염증, 울혈상태를 감소시키나.
   체온을 유지한다.
   대사작용을 증진시킨다.
   환부의 화농과정을 촉진시킨다.
3. hot bag의 온도
   46~51℃: 더운 물주머니를 만들 때는 감각과 순환이 완전한 성인.
   40~46℃: 연로자, 어린이, 허약한 환자, 무의식 환자, 순환기 장애가 있는 성인일 경우 열에 대한 저항력이 약하므로.
4. 골절 시 ice bag과 hot bag 중 어느 것을 먼저 대어주나? ice bag!
   골절 간호 RICE
   Rest: 움직이지 않는다.
   Ice: 외상 후 24시간 안에 냉찜질 (이후 더운 찜질; 혈액순환 촉진)
   Compression: 부목이나 탄력붕대로 고정시킨다.
   Elevation: 부상부위를 올려놓는다.

3. 산소 사용법

1) 산소 사용상의 안전규칙

① 산소 자체가 폭발하는 일은 없으나 화재가 가능한 어떤 물건과 접촉할 때 격렬하게 폭발할 원인이 될 수 있다.
② 환자방 안에 "산소 사용 중 - 금연", O_2 tank에 "금연"이란 표를 달아 놓는다.
③ 환자나 보호자가 성냥, 라이터 등을 사용하는 것을 금한다.
④ 전기용품, 전기면도기 등도 환자 방에 없어야 한다.
⑤ oil oxygen regulator에 사용하지 말아야 한다.
⑥ 화학섬유류(woolen, silk, nylon)는 환자 침상 가까이 두지 않도록 한다.
⑦ 산소연결부에 기름이나 윤활유 사용을 금하고 기름 묻은 손으로는 밸브를 만지지 않도록 한다.
⑧ 습윤기는 증류수만을 사용하며 표시선까지 채운다.
⑨ 모든 전기용품, 라디오, TV 등은 산소통에서 2m 이상 떨어진 곳에서 사용할 수 있다.

IV. 간호기록

> **콕~! 찍어주기**
>
> ※ 간호기록
> 체온, 맥박, 호흡, 혈압에 관한 사항, 투약에 관한 사항, 섭취 및 배설에 관한 사항, 처치와 간호에 관한 사항 등을 기록해야 한다
> 의료기관의 개설자 또는 관리자는 진료기록부 10년, 환자의 명부 5년, 간호기록부 5년, 조산기록부는 5년간 보존해야 한다.

환자기록부는 해당사항을 한글과 한자로 기재하되, 질환명, 검사명, 약제명 등 의학용어는 외국어로 기재할 수 있다.

1. 간호기록방법

(1) 간호기록은 완전무결해야 하며 정직해야 한다.
- 빈 칸을 남겨두거나 진술한 정보들이 누락되지 않도록 주의하도록 한다.
- 한 번 기록 내용은 수정하지 않도록 한다.

(2) 환자에게 일어난 모든 것을 기록한다.
- 투약이나 처치에 대한 환자의 반응, 모든 간호활동과 관찰한 사항들, 환자나 보호자와 구두 혹은 전화로 나눈 이야기 등을 그 즉시 기록한다.
- 환자보호를 위해 취했던 예방 조치들, 의사에게 연락하려고 노력했던 것, 누락된 처치와 절차들 및 일상적이지 않은 모든 사건들도 기록해야 한다.
- 서명은 필수, 기록할 때는 직접 보고 들은 객관적인 사실만을 기록한다, 환자에 대해 느끼는 감정 등은 기록하지 않는다.

(3) 줄과 줄 사이에 빈 공간이 생기지 않도록 하면서 시간적인 순서에 따라 연속적으로 기록지의 위에서부터 차례대로 기록한다.

(4) 모든 기록지 상단에 환자의 이름과 날짜를 기록한다.

(5) 부주의해서 환자간호의 중요한 정보가 누락되었을 경우 추가기록을 하도록 한다.
- 추가기록은 시간적 연속성이 없더라도 마지막 기록 다음 공간에 누락된 부분을 다시 기록한다.
- 추가 기록임을 알 수 있도록 '몇 월 며칠, 몇 시 간호기록의 추가' 라고 먼저 기록 후 기록 당시의 날짜와 시간을 적은 후에 구체적인 추가내용을 기록한다.

(6) 기록은 지워지지 않는 것으로 알아보기 쉽게 또박또박 하도록 하며, 일반적인 모호한 용어는 피하도록 한다.

(7) 만약 어떤 처치를 수행할 수 없었다면, 수행하지 못한 처치내용과 왜 수행할 수 없었는지에 관해 반드시 기록한다.

⑧ 환자의 상태에 심각한 변화가 왔다면 기록은 물론 의사에게 즉시 알리고, 그 알린 내용을 기록하고, 알린 시간, 보고 시 환자의 상태에 대한 정보내용, 의사의 반응과 실제로 한 말 등 자세히 기록한다.
⑨ 입원시 어떤 방법으로 병원에 입원하였으며, 환자의 상태는 어떠하였는가 상세히 기록하고, 퇴원할 때는 퇴원교육 내용과 환자 및 가족들의 반응, 그들이 이해한 정도를 사정한 방법 등을 자세히 기록한다.
⑩ 기록한 내용은 절대로 지우려고 하지 않는다. 기록시 실수를 했을 경우 적색으로 그 위에 한 줄 혹은 두 줄을 긋고 그 위에 '오류(error)'라고 표시한 후 이어서 수정하며 기록할 내용을 기록한다.
⑪ 부득이 기록한 내용을 변경해야만 하는 경우에는 반드시 변경한 날짜, 시간, 이유, 변경 기록한 사람의 서명과 직책을 명시한다.
⑫ 마지막 처방지시와 의사의 서명 사이에는 빈 공간이 없어야 하나 빈 공간이 있는 경우, 그 공간에 줄을 그어 나중에 다른 추가 처방지시가 삽입될 수 없도록 한다.

2. 간호일지 기록시 필수 내용

▶▶▶ **병원면접기출문제**

> 1. 간호기록지에 들어가야 할 사항에 대해 나열해 보시오.

⑴ 모든 간호, 관찰사항, 처치 및 시술, 간호문제와 계획, 실시사항을 일자 및 시간별로 기록하고 서명한다.
⑵ 일정한 간격으로 환자의 상태를 기록하거나 시간에 따라 환자의 호소나 간호수행을 단계적으로 기록하며 독자성을 지녀야 한다.
  • 매 근무조마다 1회 이상 기록하며, 진료재료나 기구를 사용한 처치 및 시술, PRN medication, 수가와 관련된 사항, 급여인정을 받을 수 있는 경우의 간호처치, 특수검사, 환자이동에 관한 사항(입·퇴원, 전·출입, 외출, 귀원, 수술 등 누락 없이 기록한다.)
⑶ 처치의 경우에는 처치를 먼저 한 후에 기록한다.
⑷ 의미 있는 환자 상태나 간호계획, 수행, 평가 등의 과정을 기록하며, 환자의 변화상태는 먼저 보고한 후 기록한다.
⑸ 항상 간호과정의 단계를 염두에 두고 간호와 간호기록에 임한다.
⑹ PRN medication의 경우 투약 전·후 경과에 대한 기록을 한다.
⑺ 치료와 간호에 대한 특수한 반응을 기록한다.
⑻ 수술 전·후 간호사항을 자세히 기록한다.
⑼ 기타 환자와 관련된 제반사항을 기록한다.

3. SOAPIE 간호일지 기록

▶▶▶ 병원면접기출문제

1. SOAPLE 차팅에 대해 설명해보시오.

(1) S(subject data)
주관적 자료로서 대상자의 말을 그대로 기록한다. 만약 대상자가 무의식이거나 말을 하지 않았으면 기록하지 않는다.
(2) O(object data)
객관적 자료로서 간호사가 관찰한 내용, 즉 대상자의 상태나 활력징후, 검사결과 같은 것을 기록한다.
(3) A(assessment)
주관적 자료와 객관적 자료를 분석한 후 진단을 내려 기록한다.
(4) P(planning)
사정에서 제시된 진단이나 문제를 해결하기 위한 간호중재를 기록한다.
(5) I(implementation)
대상자를 위해 계획을 실제로 수행한 내용을 기록한다.
(6) E(evaluation)
수행된 간호로 나타난 대상자의 상태 변화나 반응들을 기록한다.

4. 간호기록의 목적

▶▶▶ **병원면접기출문제**

1. 간호기록지를 보관하는 목적 중 가장 중요한 이유는?

(1) **의사소통의 도구**
    의료 요원간에 전달하고자 하는 정보를 정확하게 소통하여 환자의 치료적 처방에 도움이 되기 위함이다.
(2) **법적인 증거**
    법적인 문제가 야기될 때 문제 발생 경위와 직후의 조치 및 상태를 기록을 통해서 알 수 있다.
(3) **연구 및 교육자료**로 쓰일 수 있다.
(4) **생정 통계**
    미래를 추정하는 자료로 쓰일 수 있다.
(5) **도덕적인 책임감을 감사**(audit) 하는 자료로 쓰일 수 있다. 즉, 의료 및 간호행위의 평가자료가 된다.

What's your new boss like?
- She seems very conservative. She goes by the book.

새로운 상사는 어때?
- 그 분은 매우 보수적인 것 같아. 규칙대로만 하셔.

- Memo note 중에서 -

part_2 기본간호

I. 활력징후
II. 열냉요법
III. 배뇨관리
IV. 배변관리
V. 영양관리
VI. 위생간호
VII. 투약
VIII. 수혈
IX. 감염관리

PART_2
기본간호

I. 활력징후

활력징후는 체온, 맥박, 호흡, 혈압을 포함한다.

> **선배들의한아디**
> 활력징후 관련 사항은 취업준비생들이 쉽게 간과할 수 있는 부분이기도 하나, 면접관의 입장에서 보면 가장 기본적인 간호학적 지식을 체크하는 사항이 될 수도 있으므로 반드시 숙지하고 있어야 한다.

1. 활력징후의 측정시기

1) 입원시
2) 병원 방침이나 의사의 지시
3) 침습적인 절차의 시행 전·후
4) 심혈관계나 호흡기계 영향을 주는 약물 사용 전·후 (ex 몰핀-)호흡수 확인 필요.)
5) 환자가 스스로 상태에 대해서 변화가 있다고 호소할 때
6) 환자의 상태가 급격히 나빠지거나 급성 통증을 호소할 때
7) 모든 수술 전·후

2. 생의 주기별 정상 활력징후

> **콕~! 찍어주기**
>
> 면접시 구술시험으로 간혹 물어보는 경우가 있다. 특히, 1차 면접시 인사관련 담당자들과 간호부장님께서 함께 하는 경우는 기본적인 간호지식 즉, 기본간호에 관련된 간단한 문답식의 질문들을 많이 한다. 주로 희망부서가 소아과 혹은 신생아실인 경우 영·유아의 활력징후나 신생아의 활력징후에 대해 물어볼 수 있다

(구분)	맥박	호흡	체온	혈압	
				수축압	이완압
신생아(<96시간)	70~190	30~60	35.5~37.5	60~90	20~60
영아(<개월)	80~160	30~60	37.4~37.6	74~100	50~70
유아	80~130	24~40	37.2~37.6	80~112	50~80
학령전기 아동	80~120	22~34	37.0~37.2	82~110	50~78
학령기 아동	75~110	18~30	36.6~37.0	84~120	54~80
청소년	60~90	12~20	36.1~37.2	94~140	62~88
성인	60~100	12~20	36.1~37.2	90~140	60~90
노인	60~100	12~20	35.0~37.2	90~140	60~90

3. 체온

body temperature가 정상 circardian variation이상 올라가는 것을 의미한다.

> **콕~! 찍어주기**
>
> ※ 체온
> 종종 물어보는 듯, 마는듯하게 지나가는 면접의 경우 아주 쉽고 상식적인 질문으로 미열과 고열에 대해 질문이 들어 올 수 있다.
> ※ 체온은 심부체온이 가장 정확함.
> ※ 체온 측정 부위
> • 구강: 가장 편리 (단, 6세 이하 아동, 경련 환자에게는 금기)
> • 직장: 가장 신뢰성 있음
> • 고막: 심부체온 반영 (시상하부와 가까움)
> • 액와: 가장 안전

1) 유형
   미열 - 37.1℃~38.2℃, 고열 - 38.2℃ 이상, 저체온 - 32~35℃

2) pattern of fever
   (1) intermittent fever
      • 하루 중 일정 시간 열이 났다가 그 후 다시 정상화
      • systemic infection, malignancy, drug fever
      • septic fever : intermittent fever 중 circardian variation이 큰 경우
   (2) remittent fever
      • intermittent fever와 같은 양상이나 정상 이하로 떨어지지 않음.
      • Tbc, viral disease
   (3) sustained fever
      • 계속적으로 열이 나며 정상으로도 떨어지지 않음.
   (4) relapsing fever
      • 열이 나는 도중에 하루 또는 그 이상 기간 동안 정상체온

3) 체온에 영향을 미치는 요인
   (1) 나이: 75세 이상 저체온 위험이 높아짐
            어린 아이의 체온은 성인 보다 불안정
   (2) 운동
   (3) 호르몬: 프로게스테론 배출로 체온 상승
   (4) 이른 아침 체온은 가장 낮음. 오후 4시-7시에 가장 높다
   (5) 스트레스: 교감자극 체온 상승

4. 맥박

> **선배들의한마디**
> 간단한 기본간호 질문으로 출제되는 경향이 있음.
> 소아과 혹은 신생아실을 희망부서로 지원한 경우 심첨맥박 측정시 주의사항을 알자.
> ※ CO(심박출량)=HR(심박동수)×SV(분당 박출량)
> ※ 정상범위 60회~100회

1) 맥박 측정 위치
   (1) 측두동맥temporal artery
   (2) 경동맥carotid artery
   (3) 요골동맥radial artery
   (4) 상완동맥brachial artery
   (5) 대퇴동맥femoral artery
   (6) 슬와동맥popliteal artery
   (7) 후경골 동맥posterior tibial artery
   (8) 족배동맥dorsalis pedis artery
   (9) 심첨부위apical area

2) 심첨맥박 측정
   ※ 맥박결손(심장수축력이 좋지 않아 말초 동맥까지 맥박을 충분히 공급하지 못함)시 심첨맥박과 요골맥박의 차이를 재야함.
   (1) 청진기의 cirdian을 5~10 초간 손바닥으로 쥐고 따뜻하게 한다.
      차가운 cirdian을 가슴에 대면 대상자가 놀라고 이로 인하여 맥박수가 변화될 수 있다.
   (2) diaphragram을 심첨부 위에 놓는다. 심장박동은 중앙쇄골선과 좌측 제5늑간이 만나는 지점에서 가장 크게 들린다.
   (3) 심장박동의 규칙성과 부정맥을 사정한다. 1분 동안의 불규칙 빈도는 부적절한 심장관류를 가리킬 수 있다.

3) 맥박에 영향을 끼치는 요인
   (1) 약물: digitalis(강심제) → 맥박수 저하
            atropine, epinephrin → 맥박수 증가
   (2) 출혈: 혈액 손실 → 맥박 수 증가
   (3) 체위변화: 앉거나 서면 맥박수 감소
   (4) 대사 기능항진 시→ 열 상승 → 맥박수 증가

5. 혈압

▶▶▶ 병원면접기출문제

1. 혈압을 측정했더니, 환자의 평소 수치보다 높게 나왔다. 이유를 추측하면?
2. 혈압을 다시 재려면 얼마 후에 다시 재야 하는가?

콕~! 찍어주기

❋ 혈압의 정의, 수축압과 이완압에 대해 간혹 물어보기도 한다. 즉, 간과하기 쉬운 기본적인 부분에서 예상질문이 나올 수 있다는 사실
   심장에서 방출된 혈액이 혈관벽에 닿을 때 형성되는 압력 즉, 동맥압을 말한다. 임상적으로 사용할 경우에는 상완동맥의 측압을 간접적으로 측정한 값으로서 나타낸다. 좌심실이 수축할 때 가장 높은 압력이 형성되는데 이 때의 압력이 수축압이며, 보통 건강한 성인은 90~140mmHg이다. 좌심실이 이완될 때는 가장 낮은 혈압이 형성되는데 이 압력은 이완압으로 건강 성인은 50~90mmHg이다.

❋ 소아 혈압 측정(희망부서를 소아과로 지원한 경우 면접시 예상되는 질문)
   1. 어린이가 안정되어 있을 때 측정하여야 하며, Cuff의 폭이 환아에게 적당한 것을 사용해야 한다. 혈압대의 넓이는 환아의 상완이나 대퇴의 직경이 125% 정도되는 것을 택해야 한다.
   2. 영아의 정상 혈압 산출법
      정상수축압 = 80 + (2 × 연령)

※ BP(혈압)=PR(말초저항)×CO(심박출량)
※ 체위성 저혈압: 누워서 재고, 앉거나 일어나서 측정하였을 때, 누웠을 보다 10mmHg하강하고 맥박이 10%이상 상승하는지 확인.

1) 혈압 측정시 잠재적 오류

(1) 실제보다 낮은 경우
   환경소음, 청력부족, ear piece를 정확히 꽂지 않을 때, 청진기 줄이 너무 길 때, 눈보다 높은 위치에서 측정할 때, 수은구가 충분히 높게 cuff에 공기를 넣지 않을 때, 너무 넓은 cuff, 심장보다 높은 위치의 팔, 너무 빨리 cuff의 공기를 뺄 때, 흡기 시 측정

(2) 실제보다 높은 경우
   식사 직후, 통증, 불안, 방광팽창시 측정, 차가운 손이나 청진기, 눈보다 낮은 위치에서 측정, 너무 좁은 cuff, cuff를 너무 느슨하게 감았을 때, 너무 천천히 cuff의 공기를 뺄 때, 정맥울혈, 팔과 등이 지지되지 않았을 때, 다리를 내려뜨리고 있을 때, 심장보다 낮은 위치의 팔

2) 혈압 측정시 주의 사항
   (1) 유선절제술, 팔이나 어깨수술, 투석환자의 arteriovenus(A-V) fistula, 동맥관이 삽입되어 있는 팔에서 측정하지 않는다. 유선절제술 환자의 경우 같은 부위에서 혈압을 측정하면 순환을 방해할 수 있어 림프부종을 야기한다.
   (2) 재측정할 때는 완전히 cuff의 공기를 뺀 후 1~2분 기다린다.
   (3) 1~2분 정도 기다리면서 재순환을 시킴으로써 혈액이 정맥에 고여 혈압이 높게 측정되는 것을 예방한다.

II. 열냉요법

▶▶▶ 병원면접기출문제

1. 온열요법시 Hot bag으로 인한 화상을 방지하기 위해서는 어떻게 하여야 하는가?
2. 온열요법시 Hot bag을 만들 때 적절한 온도는?
3. 치질 수술 후 좌욕 하는 이유는 무엇인가?
4. 좌욕 하는 경우 적당한 온도는?

1. 온요법(Hot bag)

1) 목적
   (1) 통증을 감소시킨다.
   (2) 염증, 울혈상태를 감소시킨다.
   (3) 체온을 유지한다.
   (4) 대사작용을 증진시킨다.
   (5) 환부의 화농과정을 촉진시킨다.

2) 적응증
   동통, 근육연축, 저체온, 관절강직, 혈류량 감소, 복부 장 연동과다, 위장의 염산분비 과다, 화농촉진시

3) 적용시간
   (1) 20~30분 지속하고 재적용시에는 피부상태를 관찰한 후 1시간 간격으로 둔다.
   (2) 45분 이상 적용시 조직의 울혈이 일어나고 그 후 혈관수축이 일어난다.

4) 적용방법(Hot bag 만들 때 온도는 자주 출제됨)
   (1) 더운 물주머니를 만들 때는 감각과 순환이 완전한 성인의 경우 46~51℃로 준비한다.
   (2) 더운 물주머니 사용시 주의점을 환자나 보호자에게 주의시킨다.
   (3) 연로자, 어린이, 유아, 허약한 환자, 무의식 환자, 순환기 장애가 있는 성인일 경우 열에 대한 저항력이 약하므로 40~46℃ 이하로 준비한다.
   (4) 반드시 cover를 씌워 사용하며 사용 부위를 자주 관찰하여 주의를 기울인다.
   (5) 목욕물 또는 좌욕실 물은 항상 온도에 유의한다.
   (6) 화상을 일으킬 수 있는 약품(iodine, HCL)사용시 주의한다.
   (7) Heat lamp 사용 시에는 부위를 자주 관찰하여 과열되지 않도록 시간 간격을 두도록 한다.

> **콕~! 찍어주기**
>
> ※ Hot bag으로 인한 화상 예방법 국시
>   1. Hot bag의 온도는 40~46℃ 이하로 준비한다
>   2. 수건이나 타월 등으로 Hot Bag을 감싸 처방 된 부위를 대준다(피부 보호).
>   3. 만일 감각장애가 있다면 치료하기 전에 적용부위에 피부보호를 목적으로 바셀린을 발라주거나 고온습포와 피부 사이에 수건이나 천을 대어준다.

2. 냉요법

1) 얼음주머니
   (1) 목적
      ① 혈관확장에 의해 야기되는 통증 경감
      ② 상해나 수술 후에 초래되는 출혈 감소
      ③ 수액 축적으로 인한 관절통 감소

2) 냉찜질
   (1) 목적
      ① 출혈을 예방하거나 감소시키기 위함
      ② 염증을 감소시키기 위함

3) 미온수 스폰지 목욕
   (1) 목적
      ① 전도나 증발을 통해 열손실을 증진시켜 체온을 낮춤

4) 얼음 주머니 (Ice bag)의 이용
   (1) 목적
      ① 체온을 내리기 위함
      ② 통증을 완화시키기 위함
      ③ 출혈 시 혈관 수축을 돕기 위함
      ④ 두통을 없애기 위함 (무감각)
      ⑤ 염증이나 화농, 부종을 덜기 위함
   (2) 방법
      ① 주머니에 찬물을 조금 부어 구멍이 있는지 조사하고 물을 버린다.
      ② 잘게 깬 얼음을 물에 씻어 모난 부분을 원만하게 한다.
      ③ 얼음주머니에 얼음을 1/2정도 넣고 찬물을 약 1컵 정도를 넣고 편편하게 공기를 뺀 다음 마개를 꼭 잠근다.
      ④ 얼음주머니를 마른 수건으로 닦고 방포를 싼다.
   (3) 주의사항
      ① 얼음을 큰덩어리를 사용하지 않는다.
      ② 혈액 순환장애의 증상이 있는 환자, 외상으로 조직이 파괴된 자, 빈혈환자, 소아 및 노인환자는 얼음주머니 사용을 금함
      ③ 30분 정도 대주고 1시간 정도의 회복시간을 갖는다.
         - 작열감, 무감각, 수포, 얼룩반점, 발적, 심한 창백 등이 나타나면 즉시 중지

5) 찬물 찜질 (cold compress)
   (1) 목적
      ① 통증을 덜기 위함, 특히 부비강염이나 신경통의 제거에 효과적
      ② 화농을 지연시키기 위함
      ③ 혈관을 수축시키기 위함
      ④ 체온을 내리기 위함
      ⑤ 부종을 경감시키기 위함
   (2) 방법
      ① 얼음물 대야에 찜질 수건을 넣어 적신 후 수건에 남은 물을 짜내고 신체부위에 대준다.
      ② 찜질 수건을 부위에 대고 2~3분 마다 갈아준다.
      ③ 20분이 넘지 않도록 하며 지시된 시간이 되면 종료한다.
      ④ 부위를 깨끗이 말려주고 편안케 한다.

3. 좌욕

> **콕~! 찍어주기**
>
> ※ 좌욕 목적
> ① 부종경감 ② 통증 감소 ③ 관절통 감소 ④ 출혈 감소 ⑤ 국소마취 효과
> ※ 좌욕 적용시간: 10~20분
> ※ 좌욕 금기: 상처부위, 급성염증 시, 혈액순환 장애, 말초혈관질환, 온도감각 상실 시

1) 좌욕의 효과 국시
(1) 항문부의 혈액 순환 개선, 괄약근 등의 긴장해소, 혈관 분포가 많은 항문부에서 혈액이 고이면서 생기는 충혈 현상 및 조직의 부종을 감소시켜 치질을 치료 또는 예방하는 효과
(2) 항문부를 청결하게 하여 세균감염 예방하며 변에 의해 피부가 자극되어 생길 수 있는 피부염, 또는 소양증 예방
(3) 좌욕은 하루에 3~4회 시행, 좌욕 후에는 확실하게 건조시키며, 한번에 5~10분씩 따뜻한 물 (약 40℃, 대중탕의 물 정도)로 시행

2) 좌욕의 목적
(1) 혈액, 분비물, 대변, 소변의 잔해 제거
(2) 국소 부종 감소 및 불편감 완화
(3) 냉좌욕은 산부 회음부 동통을 완화시키는데 효과적
(4) 직장수술, 산모, 치질, 치열로 인한 국소적 직장 동통이 있는 회음, 항문 부위의 염증과 동통 감소 시킴

> **선배들의한마디**
>
> * sitz baths는 worm soaks의 한 종류이다.
> *** worm soaks**
> 1. 목적
>   ① 혈액순환 증가
>   ② 신체 특정 부위 상처 회복 도움
>   ③ 비약물적 방법으로 동통 완화
> 2. 간호사정
>   ① 환자 상태: 순환기계 문제 있는 지, 감각저하 있는 지, 나이, 진단명
>   ② 치료 참여 능력: 15~20분 동안 앉아 있을 수 있는 지
>   ③ 환자 상처 파악: drainage, edema, redness.
>   • 상처 처음 발생 후 12~24시간 동안에는 적용하지 않는다.
>   • post trauma injury 야기 시킬 수 있다.
> 3. 물의 온도
>   ① 38~43℃(100~110°F)
>   ② °F(화씨)를 ℃(섭씨) 계산법: C=5/9X(F-32)

III. 배뇨관리

> 선배들의한마디
> 배뇨관리는 면접 구술 시험 시 흔히 나오는 질문으로 최근에는 감염관리 차원에서 물어보는 경우도 종종 있다.

▶▶▶ 병원면접기출문제

1. 유치 도뇨관 삽입시 ballooning 은 몇 cc이며 삽입 길이는 몇 cm인가?
2. 단순 도뇨하는 이유와 적응증에 해당하는 환자는 어떤 환자들이며, 도뇨관 삽입시 사용하는 기구 set가 무슨 set인지 설명해 보세요.
3. 도뇨관의 종류와 어떻게 다른지 설명해 보세요.

1. 신장의 기능

(1) 체액량 조절
(2) 전해질 조절
(3) 산 염기 균형
(4) 노폐물, 독소, 약물 배설
(5) 혈압
(6) 적혈구 조혈 기능
(7) ca과 인 대사 조절

2. 배뇨 장애

1) 분류

정상치	하루 1200cc~1500cc, 비중 1.010~1.035
다뇨(polyuria)	하루 소변량 2,500cc이상(당뇨, 요붕증)
핍뇨(oligouria)	하루 소변량 400cc이하
무뇨(anuria)	하루 소변량 100cc이하
빈뇨(frequency)	하루 10회 이상 배뇨
야뇨(nocturia)	밤에 2회 이상 배뇨, 밤에 소변 보기 위해 깨는 것
긴박뇨(urgency)	배뇨의 욕구를 강하게 느낌

2) 간호
   (1) 배뇨반사 자극.
   (2) 배뇨 습관 유지
   (3) 하루에 충분한 수분 섭취(2000cc~2500cc)
   (4) 케겔운동

3. 배뇨 관리

> **선배들의한마디**
>
> 배양검사를 위한 소변 검체물 체취
> : 소변이 고일 수 있도록 15분 잠귀 둠
>   채취할 부위를 요오드나 70% 알코올로 닦은 후 주사기를 이용하여 필요한 만큼 뽑는다.

1) 단순배뇨(Nelaton catheterization)

   (1) 목적
      ① 자연배뇨가 곤란한 경우 배뇨시키기 위함이다.
      ② 무균적으로 소변을 받아 검사하기 위함이다.
      ③ 배뇨 후 방광에 남아있는 잔뇨량을 재기 위함이다.

   (2) 적응증
      ① 요정체, 하복부 종양, 실금 등으로 자연 배뇨가 불가능한 경우
      ② 외음부 창상으로 자연 배뇨시 소변으로 오염될 우려가 있는 경우
      ③ 방광 세척이나 약품을 주입하기 전 준비

   (3) 합병증
      요로감염

   (4) 준비물품
      dressing package set, nelaton catheter(5~7Fr), gloves, 소독솜(0.5% hibitan),
      윤활제, 곡반, 변기, 검사용기

(5) 간호중재
  ① Nelaton catheter 삽입 전 간호
    ㉮ 손을 깨끗이 씻는다.
    ㉯ 물품을 준비한다.
    ㉰ 준비한 물품을 침상가로 가져간 후 환자에게 목적과 방법을 설명한다.
    ㉱ screen이나 커튼을 친다.
    ㉲ 환자를 바로 눕혀 무릎을 세우고 다리를 벌리도록 한다.
    ㉳ 둔부 밑에 방수포를 깐 다음 준비된 도뇨set를 환자의 다리 사이에 놓고 소독포를 둔부 밑으로 편다.
    ㉴ 왼손의 엄지와 검지로 대음순을 벌려 요도구를 노출시키고 오른손으로 Forcep을 잡은 후 소독솜으로 외음부 주위를 위에서 아래, 한 방향으로 소독한다(대음순 → 소음순 → 요도구) 한 번 닦은 솜은 버려야 하며, 소독된 부위에 닿지 않도록 한다.
  ② Nelaton catheter 삽입 후 간호
    ㉮ 윤활제를 nelaton catheter에 묻힌 후 '아' 하고 소리 내어 숨쉬게 한 후 5cm 정도 삽입한다(윤활제는 삽입시 마찰을 줄이며 점막의 손상을 막는다. 남성의 경우 10~15cm 정도 삽입).
    ㉯ 소변이 잘 안 나오면 하복부를 가볍게 눌러 보고, 도뇨관을 뽑기 전에 하복부를 다시 한 번 가볍게 누른다.
    ㉰ 소변이 다 나오면 천천히 도뇨관을 뽑는다.
    ㉱ 소독솜으로 요도구와 주위를 닦는다(회음부에 남아있는 윤활제, 소독제는 피부를 자극할 수 있다).
    ㉲ 장갑을 벗고 물품을 정리한다.
    ㉳ 검체를 검사실로 보낸다.
    소변량, 시간, 양상, 환자의 반응을 자세히 기록한다.

2) 유치도뇨(Foley cathterization)

  (1) 목적
    ① 장시간 자연배뇨가 불가능할 때 계속적인 배뇨를 돕기 위함이다.
    ② 회음부 수술환자의 오염을 방지하고, 수술시 방광의 팽창을 예방하기 위함이다.
    ③ 방광 내 세척이나 약물을 주입하기 위함이다.
    ④ 시간당 소변량을 측정하기 위함이다.
  (2) 적응증
    하복부 수술, 하반신 마비, 장시간 수술, 무의식 환자
  (3) 합병증
    요로감염

(4) 준비물품

Foley catheter set(forceps, hemostat, 종지 3개, Hole towel), Foley catheter(성인 : 14~18 Fr, 소아 : 8~10 Fr), Urine bag, 소독솜 (0.5% hibitan), 멸균증류수, 방수포, 윤활제, 면반창고, 소독 glove, 10cc 주사기

(5) 간호중재

① Foley catheter 삽입 전 간호
  ㉮ 손을 깨끗이 씻는다.
  ㉯ 물품을 준비한다.
    ⓐ 10cc주사기를 풀어 넣고, 선택한 Foley catheter(성인 : 14~18 Fr, 소아 : 8~10 Fr)를 무균적으로 넣는다.
    ⓑ 종지에 소독솜과 증류수를 각각 넣는다.
    ⓒ 윤활제를 무균적으로 set내에 떨어뜨린다.
  ㉰ 준비한 물품을 침상가로 가져간 후 환자에게 목적과 방법을 설명한다.
  ㉱ screen이나 커튼을 친다.
  ㉲ 환자를 바로 눕혀 무릎을 세우고 다리를 벌리도록 한다.
  ㉳ 둔부 밑에 방수포를 깐 다음 준비된 도뇨set를 환자의 다리 사이에 놓고 소독포를 둔부 밑으로 편다.
  ㉴ Urine bag을 개봉해 무균적으로 포에 떨군다.
  ㉵ 소독장갑을 낀 후 소독된 소공포를 이용해 회음부를 노출시킨다.
  ㉶ 주사기에 증류수를 5cc재어 Foley catheter의 Ballon이 새지 않는지 확인한다.
    ballooning시 증류수량은 catheter의 종류와 size에 따라 다르다. 간호학 교과서에는 생리식염수를 사용해도 된다고 나와 있지만, 실제 임상에서는 ballon관의 협착을 유도하므로 주의를 요하고 있는 상태이나, 생리식염수를 사용하는 병원들도 있다.
    → Why ? 염화나트륨 때문
  ㉷ 왼손의 엄지와 검지로 대음순을 벌려 요도구를 노출시키고 오른손으로 Forcep을 잡은 후 소독솜으로 외음부 주위를 위에서 아래, 한 방향으로 소독한다 (대음순 → 소음순 → 요도구). 한 번 닦은 솜은 버려야 하며, 소독된 부위에 닿지 않도록 한다.

② Foley catheter 삽입 후 간호
   ㉠ 윤활제를 Foley catheter에 묻힌 후 '아' 하고 소리내어 숨쉬게 한 후 5~8cm 정도 삽입한다(윤활제는 삽입시 마찰을 줄이며 점막의 손상을 막는다).
      * 요도길이 : 여성 – 3~5cm, 남성 – 15~18cm
   ㉡ 종지에 catheter 끝을 놓고 소변이 나오기 시작하면 2~2.5cm 더 삽입한 후 hemostat(겸자)으로 막는다.
   ㉢ 준비해 놓은 주사기로 증류수를 5cc 넣어서 ballooning을 한다.
   ㉣ 왼손으로 도뇨관을 부드럽게 당겨보아 빠지지 않나 확인한 후 다시 약간 밀어넣는다(도뇨관 끝의 풍선이 방광 내 입구에 걸려 방광경부를 누르지 않게 하기 위함).
   ㉤ 소공을 제거하고 Urine bag의 배수구가 잠겼는지 확인한 후 도뇨관과 소변주머니를 무균적으로 연결한다.
   ㉥ hemostat(겸자)를 풀고 장갑을 벗은 후 면반창고를 이용해서 대퇴부 안쪽에 도뇨관을 여유있게 고정시킨다.
   ㉦ Urine bag을 침상보다 낮은 위치에 고정시키고 줄이 꼬이거나 접히지 않도록 한다.
   ㉧ 사용한 물품을 정리하고 환자를 편안하게 해 준다.
   ㉨ 유치도뇨관의 올바른 관리법에 대하여 설명하고 시범을 보인다.
   ㉩ 삽입한 날짜와 시간, 소변의 양과 색, 환자의 반응, 검사물의 채취 여부를 기록한다.
   ㉪ 회음부 간호를 매일 시행하며 요도감염의 증상이 있는지 관찰한다(요도감염의 증상인 혼탁한 소변, 강한 냄새, 요도작열감, 열이나 오한 유무를 관찰한다).

콕~! 찍어주기

※ 유치도뇨관의 경우 실리콘 카테터의 교환시기를 단답식으로 물어보기도 한다.
교환시기는 7일마다이다.
   * 도뇨환자의 감염 예방을 위한 방법 국 시
   1. 도뇨관이나 배액체계를 만지기 전 반드시 손을 씻고, 도뇨한 대상자에서 도뇨하지 않은 대상자에게 갈 때 손을 씻으므로서 교차감염을 예방한다. 대상자에게도 씻지 않은 손으로 도뇨관을 만지지 않도록 교육시킨다.
   2. 오염된 표면에 배액주머니 마개가 닿지 않도록 유의한다(바닥에 urine bag의 끝이 닿지 않도록 주의).
   3. 배액관이 분리됐을 때 도뇨관이나 배액관의 끝을 손으로 만지지 말 것. 다시 연결하기 전에 방부용약으로 관의 끝을 담글 것
   4. 교차감염을 막기 위해 소변측정용기를 각자 사용할 것
   5. 소변이 꼬이거나 방광으로 소변이 역류되지 않도록 할 것
   6. 배액관을 장시간 잠그어 놓거나 꼬이지 않도록 할 것(방광훈련시 제외)
   7. 적어도 매 8시간마다 배액주머니를 비울 것

IV. 배변관리

> **선배들의 한마디**
>
> 대부분들의 입원 환자들이 겪는 고충 중 하나가 바로 변비이다. 그 중에는 만성변비로 고생하던 환자들도 있지만, 병원이라는 폐쇄적인 환경 하에 병원환경과 식사에 적응하지 못하고 스트레스를 받는 환자들은 대다수 변비를 겪게 된다. 굳이 특정질환으로 인한 변비보다도 안정을 취해야 하는 경우와 아프면 누워있어야 한다는 고정관념이 더욱 변비를 유발시킬 수 있다. 그렇기 때문에 대부분의 모든 병동에서 근무를 하는 간호사는 자주 변비로 괴로워하는 환자를 위해 관장을 하게 된다.
> 그만큼 자주 수행하게 되는 간호행위로 면접시 간호부 면접관들로부터 종종 들어오는 질문이기도 하다.

▶▶▶ **병원면접기출문제**

1. 직장관 삽입시 항문에 삽입되는 튜브의 길이는 몇 cm인가?
2. 관장의 목적과 종류에 대해 말해 보시오.
3. enema 실시시 준비물품과 시행과정을 기술해 보세요.

> **콕~! 찍어주기**
>
> ※ 관장의 종류와 그에 따른 관장의 목적에 대해서는 기본적으로 알고 있어야 하며, 시행방법에 대해서도 숙지하고 있어야 한다.

1. 소화관의 이해

(1) 위: 연동운동, 위액분뷔, 음식물 저장, 단백질 분해
(2) 소장
  - 십이지장: 오디괄약근은 간과 췌장에서 분비된 담즙과 췌액을 전달하는 관의 개구부를 조여주는 근육,
    - 공장: 포도당 수용성 vit흡수
    - 회장: 소장 중 가장 길며 담즙산염 흡수, Vit B12흡수
(3) 대장: 수분 · 요소 · 전해질 흡수

2. 관장의 종류

1) 배출관장(Expelling enema)

(1) 목적
　① 배변을 돕기 위함.
　② 장내 청결을 위함.
(2) 종류
　솔린 관장(Solin enema), 청결 관장(Saline enema), 글리세린 관장(Glycerine enema), 손가락 관장(Finger enema)
　① 솔린 관장(Solin enema)
　　㉮ 목적
　　　ⓐ 안전하고 효과적인 방법으로 직장내 용액을 주입하여 장을 팽창시키고, 점막벽을 자극하여 연동운동을 일으켜 배변토록 한다.
　　　ⓑ 변비나 변의 막힘을 치료하고 수술, 분만, 장관의 X-선 사진 준비를 위하여 대장하부에 있는 가스와 변을 제거한다.
　　　ⓒ 진단목적으로 바륨을 마셨거나 장내에 주입한 후의 세척과 가스로 인한 통증을 제거한다.
　　㉯ 준비물품 : 솔린액(성인 1회 118㎖, 소아 1회 59㎖), 고무포, 휴지, 변기, 일회용 비닐장갑, 스크린
　　㉰ 방법
　　　ⓐ 손을 씻는다.
　　　ⓑ 물품을 침상가로 가지고 간다.
　　　ⓒ 목적을 설명하고 협조를 구한다.
　　　ⓓ 스크린을 치고, 개인적인 분위기를 보장해 준다.
　　　ⓔ 둔부 밑에 고무포를 깐다.
　　　ⓕ 환자를 왼쪽 Sim's position으로 취해 준 후 항문을 노출시킨다(직장과 S장 결장의 연결부위의 각이 없어지면서 환자가 편안해 하는 자세로 긴장감 없이 관장액이 잘 들어간다).
　　　ⓖ 사용 전 직장용 팁으로부터 보호용 마개를 제거한다.
　　　ⓗ 손잡이 부분을 위쪽으로 해서 손가락으로 홈이 파인 병뚜껑을 잡고 다른 손가락으로 보호용 마개를 잡고 부드럽게 제거한다.
　　　ⓘ 입을 벌리고, 숨을 내쉬게 하고 일정한 압력을 가하면서 뾰족한 팁부분을 항문 중앙부에 삽입한다.
　　　ⓙ 액이 모두 투여될 때까지 병에 압력을 가하여 짠다.
　　　ⓚ 휴지로 항문을 막으면서 직장으로부터 팁을 제거한다.
　　　ⓛ 환자에게 가능하면 약 5~10분간 관장액을 보유하게 한 후 배변하도록 하며, 거동이 불편한 경우 변기를 대 주거나 화장실에 가도록 도와준다.
　　　ⓜ 배설물의 상태를 관찰한다(배변의 양상, 양, 이상유무).
　　　ⓝ 환자를 편안히 해 주고 물품을 정리하여 침상을 정돈한다.
　　　ⓞ 손을 씻고, 간호기록지에 기록한다.
　② 청결관장(Saline enema)
　　㉮ 목적 : Barium enema, Sigmoidscope 등의 검사시 직장, 대장, 결장내의 대변을 제거하

여 장을 청결히 하기 위함
- ④ 준비물품 : 미지근한 생리식염수 500~1000cc(40℃를 넘지 않도록 한다), 관장통 직장관(rectal tube, No.26~32Fr), 윤활제, 고무포, 휴지, 변기, 일회용 비닐장갑, 스크린
- ⑤ 방법 : 솔린 관장의 방법 "ⓐ~ⓕ"번 순서와 동일하다.
    - ⓖ 윤활제를 직장관 끝에서 7~10cm 가량 바른다.
    - ⓗ 직장관에 생리식염수액을 통과시켜 공기를 제거한다.
    - ⓘ 입을 벌리고, 숨을 내쉬게 하면서 직장관을 배꼽을 향한 각도로 항문속으로 10cm 정도 삽입한다.
    - ⓙ 관장통을 침상에서 40~50cm 높이에 건다.
    - ⓚ 조절기를 풀고 관장액을 서서히 주입한다.
    - ⓛ 액이 조금 남은 상태에서 조절기를 잠근다.
    - ⓜ 휴지로 항문을 막으면서 직장관을 서서히 뺀다.
    - ⓝ 환자에게 가능하면 약 5~10분간 관장액을 보유하게 한 후 배변하도록 하며, 거동이 불편한 경우 변기를 대주거나 화장실에 가도록 도와준다.
    - ⓞ 배설물의 상태를 관찰한다(배변의 양상, 양, 이상유무).
    - ⓟ 환자를 편안히 해 주고 물품을 정리하여 침상을 정돈한다.
    - ⓠ 손을 씻는다.
    - ⓡ 간호기록지에 기록한다.

③ 글리세린 관장(Glycerin enema)
- ㉮ 목적
    - ⓐ 윤활 작용을 주어 변을 부드럽게 배출시키기 위함.
    - ⓑ 직장 부위 수술 후 배변시 동통 감소
- ㉯ 준비물품 : 관장액(Glycerin 25cc + 따뜻한 물 25cc), 고무포, 스크린, 트레이, 50cc 관장용 주사기, 변기, 휴지, 일회용 비닐장갑, 윤활제, 직장관(Rectal tube No.26~32 Fr)
- ㉰ 방법 ⓐ~ⓕ번까지는 솔린 관장과 동일하다.
    - ⓖ 윤활제를 직장관 끝에서 7~10cm 가량 바른다.
    - ⓗ 입을 벌리고 숨을 쉬게 하면서 관장용 주사기 끝을 살살 조심해서 밀어 넣는다.
    - ⓘ 관장액을 서서히 주입시킨다.
    - ⓙ 이후는 청결 관장의 ⓜ~ⓡ과 동일하다.

④ 손가락 관장(Finger enema)
- ㉮ 목적 : 굳은 변을 제거하여야 할 때 손가락으로 변을 직접 제거하기 위함이다.
- ㉯ 준비물품 : Glove, 윤활제, 변기, 휴지, 트레이, 고무포, 스크린
- ㉰ 방법 : 장갑을 끼고 둘째와 셋째 손가락 전체에 윤활유를 바른 후 손가락을 직장에 삽입하여 굳은 변을 부서뜨려 제거한다.

2) 정체관장(Retension enema)

> **콕~! 찍어주기**
> * 배출관장은 직장과 S자´결장에 요액을 주입하여 연동운동 자극하여 배변 증진시킴. 장내 5분~10분간 보유한 후 배변.
> * 정체 관장은 정해진 시간 동안 관장액을 대장 내에 보유하는 관장으로 약물관장, 구풍 관장 등이 있으며 이는 보통 30분 정도 보유하게 된다.

(1) 목적
  ① 장을 통해 수분을 섭취시키기 위함.
  ② 영양이나 약물의 공급
  ③ 진단을 위한 조영제 투입
(2) 종류
  ① Kayexalate enema(Kalimate상품명)
    ㉮ K+ 배설을 증진시켜 혈청내의 K+치를 낮추기 위해 사용한다.
    ㉯ 급성 신부전으로 인한 핍뇨증(Oliguria)이나 무뇨증(Anuria)으로 인한 Hyperkalemia의 치료로 사용한다.

    > **참고** kalimate는 용액이 잘 굳기 때문에 잘 저어 준 다음 곧 바로 관장을 시행한다.

  ② Neomycin enema
    장내의 세균을 감소시키기 위해 사용하며, 대개 간성 혼수 치료나 장 수술 준비로 쓰인다.
  ③ Chloral hydrate enema
    소아 환자의 처치나 특수 검사를 위한 진정 효과를 얻기 위해 사용하며(70mg/kg), 반드시 먼저 Glycerin enema를 시행하며 장을 깨끗이 비운 후 실시한다.
(3) 준비물품
  지시된 용액(생리식염수에 혼합), 직장 튜브, 기타 물품은 청결 관장과 동일함.
(4) 방법
  환자 준비 및 방법은 배출관장과 동일하나 용액을 삽입한 후에 배출되지 않도록 한다.
(5) 주의사항 **꼭 시**
  ① 투약을 위한 경우에는 먼저 배출관장을 하여 직장 내에 대변이 없도록 하며,
  ② 용액의 온도는 40.5℃로 한다
  ③ 관장용액 주입시 심한 경련, 갑작스런 복통, 출혈 시 관장을 멈춘다.

V. 영양관리

> **선배들의한마디**
> 영양관리에서 특히 Levin tube 관리 및 feeding은 해마다 병원면접시 나오는 질문들로 대부분의 병원면접에서 꼬박꼬박 출제되는 질문이니 만큼 필히 숙지하고 있어야 하며, 간혹 L-tube feeding시 흡인을 예방하는 방법을 물어보기도 한다.

1. Levin tube 관리 및 feeding 국시

▶▶▶ **병원면접기출문제**

1. 위관 삽입의 목적은?
2. 위관 삽입 후 정확한 위치에 삽입되었는지 확인하는 방법을 말해 보시오.

1) 삽입목적
환자가 음식을 구강으로 섭취할 수 없을 때 비강으로부터 위까지 관을 통해 음식을 주입과 gas passing을 돕기 위해서 실시한다.

2) 준비물품
처방된 유동식, 물(보리차), 50cc 주사기, 수건, 휴지

3) 방법
① 손을 씻고 준비된 것을 가지고 침상으로 간다(음식물의 온도 : 37~38℃).
② 환자에게 feeding의 필요성 및 방법을 설명한다.
③ contraindication(예, EVD 시행 환자, BP 낮은 사람)이 아니면 좌위, 반좌위에 가깝게 머리를 높여 준다.
④ 음식물을 주기 전에 L-tube의 위치를 확인한다. → gastric contents를 aspiration하여 확인할 수 있다. → air 소량을 syringe에 넣어 tube를 통해 넣으면서 epigastric region(검상돌기 아래부분)을 청진하여 확인
※ 위 잔류량 확인: 100cc보다 많거나 한 시간 전 주입 요량의 20% 초과하게 되면 음식물을 주지 않는다. 30분 안에 다시 위 잔류액 측정. 잔류량 측정한 것은 다시 주입한다.
⑤ 주사기로 위 내용물을 흡인해 본 후 물을 주사기에 30cc 담아 중력에 의하여 들어가도록 하며, 이 때 공기가 들어가지 않게 주의한다.
⑥ syringe로 음식물을 L-tube에 연결하여 공기가 들어가지 않도록 서서히 주입한다(서서히 음식물을 주입하여 주입 중 복부팽만, 오심, 구토를 호소하면 속도를 줄이거나 중지한다).

⑦ L-tube의 patency를 유지하기 위해 소량의 물(30cc)을 주입한다.
⑧ 경관의 끝을 막고 안전하게 고정시킨다.
⑨ 깨끗이 주위를 정리·정돈하고 편안한 자세를 취해 준다.
   * Rt. lateral position이 좀더 tolerable하다.(stomach의 anatomy상)
⑩ 되도록 1일 필요량을 6회로 나누어 주입한다.
⑪ 음식물의 종류, 시간, 양, 물의 양, 환자의 반응 및 관찰 사항을 기록한다.

4) 주의
   ① 무의식이며 abd. distension이 있는 경우 bowel sound를 assess 해야 한다. 또 aspiration 해 보아 바로 전(약 2~3시간 전) feeding한 내용물의 1/3 이상이 나온다면 feeding을 중단하고 Dr에게 이야기 한다.
   ② L-tube의 길이 : 코끝 → 귓볼 → 검상돌기 + 5cm
   ③ 비위관 삽입 환자가 복부팽만을 호소하는 경우 국시
      ㉮ 환자의 비위관이 막히지 않았는가 확인하여 그와 관련된 위장관의 문제를 check
      ㉯ 복위를 측정하고 복부팽만이 있으면 즉시 보고
      ㉰ 장운동이 회복되고 비위관을 제거할 때까지 구강섭취는 금한다.
      ㉱ 환자가 구강으로 수분섭취를 하더라도 비위관을 제거하지 말고 잠궈 놓은 다음 환자의 반응을 본다.
      ㉲ 환자가 오심이나 복부불편감을 호소하면 관을 열어서 자연배액을 시킨다.

(5) 흡인의 예방

> **콕~! 찍어주기**
>
> ✽ 흡인예방
>   L-tube feeding시 aspiration을 예방하는 방법에 대한 질문도 간혹 나오므로 주의깊게 집고 넘어갈 부분이기도 하다.

① 관급식을 하는 환자는 머리부분을 높여 주고(30~45° 이상) 주입해야 하며, 주입 후에도 잠시 그 상태로 유지
② 흡인의 위험이 있는 환자는 상체를 올려주거나 옆으로 돌려 누운 자세를 취하도록 다음 관급식을 주기 전에 비위관을 통해 흡인해 보아 위내 잔류량을 확인하여 남아있으면 주입을 보류한다.
③ 스트레스성 궤양의 예방으로 H_2-receptor blocker 사용시 위내 산도저하로 비정상 세균이 증가하여 폐렴 발생의 요인이 될 수 있으므로, 가능하면 다른 약제를 사용

2. 비경구적 영양(Total Parental Nutrition : TPN)

> **콕~! 찍어주기**
>
> ✳ 덤핑증후군
> 1. 정의: 튜브를 통해 열량 높은 영양액이 빠르게 소장으로 내려갈 때 생기는 증상으로 고장성 음식물이 장내로 들어오므로 세포외액의 수분이 이동하게 된다. 따라서 순환 혈액량이 급격하게 감소된다. 또한 고 탄수화물 음식이 너무 빨리 장내 속으로 들어오기 때문에 인슐린이 과도하게 증가하고 혈당이 저하 됨.
> 2. 간호: 식이는 저탄수화물, 수분이 적은 식이, 고지방식이
> 3. 체위: 식후에는 앙와위가 좋다.

1) 비경구적 영양이란?
경정맥이나 쇄골하 정맥내에 삽입되어 상부 대정맥의 끝까지 이어져 유지되는 카테터를 통하여 포도당, 단백가수분해, 미네랄 비타민으로 구성된 영양학적으로 적합한 고장액을 주입하는 것

2) 목적
① 질병으로 인해 충분한 양의 영양소를 흡수할 수 없는 대상자의 적정 질소(N^+) 균형을 유지하기 위하여
② 심한 외상 등의 신체조직을 복구하기 위해 단백질 합성에 필요한 필수 아미노산 및 비타민의 공급을 증가시키기 위하여
③ 궤양성 장염 등의 위장관 손상을 치유시키기 위하여
④ 신경성 식욕불량(anorexia nervosa) 등 정신적 질환을 가진 대상자나 구토, 설사로 위장관의 흡수가 방해를 받을 때

3) 비경구적 영양을 위한 용액
① 5% 1000㎖ 용액이 1170 칼로리인데 비해, 보통 비경구적 영양을 위한 용액은 1ℓ당 1,000칼로리를 공급(50%포도당, 4% 아미노산 포함, 마그네슘, 칼슘, 나트륨, 인, 수용성 비타민 첨가)
② 칼륨은 세포막을 통해 포도당과 아미노산이 이동하는데 필요하므로 1000칼로리당 약 400mEq/L의 칼륨을 용액에 첨가한다.
  * 보관 : 48시간 동안 4℃의 어두운 곳에서 보관

4) TPN 대상자의 간호 국 시
① 최적의 영양상태 유지 : 최적의 열량과 전해질 공급, I/O와 수분균형을 정확히 기록
② 24시간 동안 dextrose 250g 이상 되지 않도록 한다.
③ Cyclic regimen(8~16 hr) : 인슐린 분비가 낮에 많이 되므로 낮에는 더 준다.
④ 시간당 200ml 이하로 준다 : 주입속도가 빠르면 고삼투성 이뇨가 발생하고, 주입속도가 느리면 열량과 질소의 최대효과를 얻지 못함.
⑤ 감염예방 : 필터세트를 24~48시간마다 교환한다.
곰팡이균이 잘 생기므로 aseptic하게 하며 expired data에 주의한다.

⑥ 칼로리 계산을 매일 한다.
⑦ Osm. 900 이하/L는 말초정맥으로 가능하나, Osm. 900 이상/L은 중심정맥으로 주입한다.

> **참고** ※ TPN 대상자간호
> • TPN과 함께 줄 수 있는 약물 : albumin, 레귤러 인슐린, heparin, aminophylline 아미노산 제제
> • TPN과 함께 줄 수 없는 약물 : 항생제, 심맥관련 약물

VI. 위생간호

선배들의 한마디

위생간호에서 제일 중요하고 가장 흔한 질문이 욕창간호이다.
욕창과 관련해서는 체위변경을 빼놓을 수 없고, 무의식 환자간호와 부동환자 간호와도 필연관계나 마찬가지이다.
그 중 무의식 환자의 대부분은 교통사고를 비롯한 신경계와 심맥관계의 일차적인 질환으로 인해 발생된 2차질환인 경우가 많다.
그렇기 때문에 중환자실 혹은 신경과, 신경외과의 경우 신경계와 심맥관계의 일차적인 질환으로 인해 발생된 2차 질환으로 무의식 환자가 많다.
그러므로 위생간호는 한 번쯤 짚고 넘어가야 할 부분인 것이다. 또한 이들 부서에 지원한 간호대학생들은 흡인 간호와 산소요법에 대해서도 숙지하고 있어야 한다.

▶▶▶ **병원면접기출문제**

1. 특별구강간호법의 목적과 방법에 대해 말해 보시오.
2. 욕창의 호발 부위와 단계, 예방법에 대해 설명해 보시오.

1. 특별구강간호

1) 목적
   ① 구취와 충치를 예방하기 위해 치아표면을 청결하게 한다.
   ② 습기가 있고 건강한 구강점막을 유지한다.
   ③ 자존감과 안위를 증진한다.

2) 적응증
   무의식, 탈수, 우울, 마비, 중환자 경관튜브/비위관튜브/구강호흡으로 구강 점막이 건조해 질 수 있는 대상자

3) 간호중재
① 대상자를 측위로 눕히고 머리를 낮추어 타액이 중력에 의해 흐르게 함으로써 흡인을 예방한다.
② 거즈로 싼 설압자를 이용하여 부드럽게 구강을 연다. 무의식 환자는 구강자극에 깨물어 반응하므로 절대 손가락을 대상자의 입안으로 넣지 않는다.
③ 의치는 뒤틀림을 방지하기 위해 물속에 보관한다(노인 환자의 경우).
④ 의치는 닦을 때 세면대에 수건을 깔고 의치를 꺼내어 놓는다. 이는 의치를 떨어뜨렸을 때 깨지는 것을 방지할 수 있기 때문
⑤ 의치는 찬물이나 미온수를 사용하여 헹군다. 뜨거운 물은 의치 모양을 변형시키므로 사용하지 않는다.

4) 주의점
① 잇몸이 상했으면 면봉을 사용한다.
② 입안이 감염 상태에 있을 경우 소독 물품을 사용하고 다 쓴 다음 처리시에는 특별히 주의를 요하며 방문객의 출입을 삼간다.
③ 갑작스런 잇몸 출혈시 곧 담당의사에게 보고한다.
④ 무의식 환자는 구강을 통해 호흡하므로 구강이 쉽게 건조되고 점액이 고착되기 쉬우므로 자주 관찰하고 청결을 요한다. 특히 구강점막에는 흡수성 방부제 연고로 부드럽게 유지하고 만약 의치를 사용하는 경우는 필히 제거하고 적절한 곳에 보관한다.

2. 욕창간호 국시

콕~! 찍어주기
✽ 위험요소
① 부동   ② 영양과 수분 섭취 부족
③ 습기와 온기   ④ 무감각 · 혼돈 상태
⑤ 노화된 피부

1) 욕창이란?
뼈 돌출 부위에 국소적으로 조직괴사가 일어난 상태

2) 호발부위
천골, 대전자, 장골능, 좌골조면, 견봉돌기, 팔꿈치, 늑골, 척추극상돌기, 무릎, 전면 경골능, 후두골, 발가락 등(여러분이 방바닥에 누웠을 때 가장 많이 닿는 부위들을 연상하시면 될 듯. 마른 분들은 평상시에도 많이 느낄 듯 합니다.)
① 골격부위의 연조직
② 피부끼리 맞닿는 부위
③ 자극 인자에 쉽게 노출되는 부위

3) 발생기전
혈관에 대한 압력으로 혈액순환 장애 발생 → 세포에 산소나 영양공급 차단 → 노폐물 축적/ 장기간 지속되는 압력 → 모세혈관 손상/ 무산소증 또는 저산소증 → 조직괴사 → 궤양형성

4) 욕창의 단계
① 1단계 : 발적, 초기증상
② 2단계 : 표피에 수포가 생긴다.
③ 3단계 : 피하조직, 모세혈관층까지 파손되며 녹황색 분비물이 나온다.
   ∗ 부종은 2단계에서 나타나며 경결도 포함

1단계	2단계	3단계	4단계
· 30분이 지나도 발적이 남아있음	· 피부가 살짝 벗겨짐 표피와 진피가 부분적으로 손상되어있음 · 진피 남아있음 · 장액성 수포 나타남.	· 표피, 진피, 피하조직까지 손상된 단계 · 움푹패이기 시작. · 뼈는 안보임	· 전층피부손상상태로 근막, 근육, 뼈, 건, 인대 노출됨 · 괴사조직이 존재할 수 있음.

5) 예방법
① 체위변경을 2시간 마다 한다.
② 구김이 없고 습하지 않은 부드러운 침구를 사용한다.
③ 등마사지를 자주 시행한다.
④ 신체부위에 압박을 완화하는 보조기구 이용한다. 예를 들면 cradle, 물침요, 에어매트리스, 발꿈치와 팔꿈치용 pad 등
⑤ 식이요법 : 고단백, 고비타민식이, 적절한 수분섭취
⑥ 관찰 : 피부색깔, pain 등

6) 치료 및 간호
① 욕창 부위의 건조 및 개방
② 욕창 부위의 압력 및 원인 제거
③ 항생제 및 드레싱 실시
④ 자외선, 적외선을 이용한 치료
⑤ 국소 청결 및 괴사 조직의 탈락
⑥ Skin graft - 심한 경우
⑦ 식이 : 충분한 영양공급(특히 고단백권장)

7) 욕창간호
   ① 욕창 세척: 0.9% 생리식염수를 사용하여 세척
   ② 욕창 드레싱: 축축한 환경제공, 삼출물 흡수하는 드레싱 사용
   ③ 감염예방: 손씻기, 무균술 적용

VII. 투약

1. 투약사고

▶▶▶ 병원면접기출문제

1. 투약시 5R는?
2. 약물 투여시 3번 확인하는 단계는 언제인가?
3. 환자에게 투약시 정확하게 주기 위한 방법은?

1) 기본원칙(5R)
   정확한 약, 정확한 용량, 정확한 시간, 정확한 경로, 정확한 대상자

2) 의사의 처방을 약 카드에 옮겨 적을 때 두 번씩 확인한다.

3) 병동에서 약을 확인할 때 반드시 세 번(약장에서 약을 꺼낼 때, 준비할 때, 다시 약장에 약병을 넣을 때) 확인

4) 약 투여과정에서의 예방지침
   ① 정맥주사시 두 가지 이상의 약물을 함께 섞어서 투약하지 않는다.
   ② 정맥주사부위는 48~72시간 마다 교환, 수시로 정맥염이나 침윤, 감염증상이 있는지 확인
   ③ 약 투여 전 민감성 반응 검사가 필요한 경우 약물희석 비율, 검사부위, 검사시간, 검사 결과 등으로 실시, 결과를 기록
   ④ 향정신성 약물은 마약장에 따로 보관하여 잠그도록, 근무교대시마다 수량 확인 후 열쇠를 인수인계

2. 경구투약

> **선배들의한마디**
>
> 투약에 관한 구술시험은 가장 많이 출제되는 사항 중 하나이지만 그 중에서도 경구투약은 투약 중 난이도를 낮춰 간호대학생의 수준에서 경구투약에 관해서는 기본으로 숙지하고 있어야 하는 것으로 간주하고, 질문을 하는 경우가 있다.

▶▶▶ **병원면접기출문제**

1. 투약시 다시 확인해야 할 상황은 무엇인가?
2. 환자에게 투약시 정확하게 주기 위한 방법은?
3. 철분제제 경구투약 혹은 근육주사시 주의해야 할 사항은 무엇인가?

1) 목적
① 약물투약은 안전하고, 효과적이며, 경제적인 경로로 제공된다.
② 최소한의 불편으로 지속적인 약물작용을 제공한다.

2) 준비물품
투약카드, 약 Tray, 처방된 약, 눈금이 있는 약컵, 빨대, 약표지, 물컵

3) 금기환자
연하곤란, 무의식, 지남력 상실, 위장관 흡인, 금식, 구강수술 및 외상

4) 간호중재(방법)
(1) 투약 전 간호 `국시`
① 투약처방의 날짜를 확인하고 처방내용이 정확한지 확인한다.
② 대상자의 약물에 대한 투약력을 확인하고 대상자에게 경구투약을 할 수 있는지 대상자의 의식수준, 연하반사유무, 오심, 구토증상 유무, 비위관 유무를 사정한다.
③ 손을 씻고 약 카드를 순서대로 배열한다.
④ 약물을 꺼낸 후 약 카드의 내용과 약품 용기의 라벨을 비교한 후 필요용량을 정확히 준비한다.
⑤ 약봉지에 넣을 때 병실, 환자이름, 약명, 용량을 다시 확인한다.
⑥ 준비한 약을 환자에게 가서 환자 머리맡의 이름표와 투약카드를 대조해 보고, 환자의 이름을 불러서 확인한다.

> **참고** ❖ 투약 전 활력징후의 사정이 필요한 경우
> ① 맥박 : digitalis 투여 전에 측정하며 60회/min 이하일 때 보고한다.
> ② 혈압 : 항고혈압제 투여 전 측정
> ③ 호흡 : 최면제 투여 전에 측정하며 12회/min 이하일 때 보고한다.
> ④ 체온 : 해열제 투여 전 측정한다.

(2) 투약 간호

> **콕~! 찍어주기**
> 철분제제 투여시 주의점, 불쾌한 맛을 지난 약제의 경우투여시 주의사항은 자주 출제되는 문제이다.

① 가능한 좌위를 취하게 한다.
  • 투약카드와 약 내용물이 일치하는 지를 다시한번 확인하고 투약한다.
  ㉮ 투여시 빨대를 사용하는 경우 : 약물이 치아의 에나멜이나 구내점막을 자극하는 경우는 빨대를 사용하고 투약 후 물을 마시게 한다(예 : 액체 철분제제, 산성제).
  ㉯ 구강 철분제 투여 방법 **구시**
    • 공복시 물과 함께 복용
    • 위장관계 합병증(소화불량, 복부불편감, 설사)이 있는 경우 식사 후 혹은 음식과 함께 복용
    • 철분제제는 착색효과가 있으므로 이를 피하기 위하여 빨대를 사용하며 오렌지주스 등을 함께 복용하면 비타민 C가 철분의 흡수를 도울 수 있게 된다.
    • 철분 제제 섭취시 대변이 까맣게 되는 것은 철분배설로 인한 것으로 대상자에게 미리 알려주어 당황하지 않도록 한다.
  ㉰ 불쾌한 맛을 지난 약의 투여방법
    • 투여 전에 얼음조각을 빨게 한다(이론적 근거 : 차가운 것은 미각을 둔화시킨다).
    • 주스나 빵과 함께 투약한다(이론적 근거 : 주스나 빵은 약 맛을 감춰준다).

> **참고** ❖ 근육주사용 철분제 투여방법(Z-tract 방법)
> ① 주사 철분 제제는 준비시 공기가 약간 들어가게 하여 바늘을 제거할 때 주사액이 조직에 새지 않도록 한다.
> ② 19~20G 바늘을 사용하며 2~3 inch 깊이로 주사한다.
> ③ 주사 후에는 문지르지 말고 걷는 운동을 하도록 한다.

  ㉱ 물약은 label 반대방향으로 눈높이에서 정확히 따른다.
    • 약을 따르기 전에 약 카드와 약병의 라벨을 확인하고 약이 잘 섞이도록 병을 흔든 후 약병의 라벨이 붙지 않은 쪽으로 기울여 약컵에 약을 붓는다.
    • 지정된 약컵을 사용해서 병째로 한꺼번에 한자에게 주지말고 처방 용량만큼 매 번 부어준다.
  ㉲ 정제를 삼키기 어려운 대상자는 가루로 주거나 액체로 대체한다.
    • 금기가 아니면 가루로 된 약이나 액체약은 소량의 음식이나 액체에 섞어준다.

㉕ 현탁액은 투약 전에 흔들어서 사용한다.
㉖ 적은 용량의 액체약은 주사기로 측정하여 사용하는 것이 더 정확하다.
㉗ 설하투여 후 약물이 흡수될 때까지 삼키지 말라고 설명한다(이론적 근거 : 혀밑의 혈관에서 흡수되면 간을 거치지 않으므로 효과가 빠르다).
㉘ 대상자가 약을 완전히 먹었는지 확인한다.

(3) 투약 후 간호
① 투약 후 약효, 부작용, 과민성 반응 등의 증상을 자주 관찰하고, 이상이 있는 경우 보고한다.
② 투약카드는 다음 시간의 칸에 넣은 후 정리한다.
③ 투약기록지에 기록한다.

5) 투약 과오시 국시
(1) 투약 대상자의 상태를 점검하고 담당의사에게 알려 대상자의 상태에 영향을 주는 발생가능한 약작용의 경과에 대해 대처한다. 과오발생에 따라 수행된 처치내용은 차트에 기록
(2) 의도적이든 비의도적이든 투약하지 못한 경우는 기록한다.
(3) 투약 30분 후 치료효과, 부작용, 알레르기 유무를 사정해야 한다.
(4) 금식인 환자(NPO)는 구강으로 아무것도 섭취할 수 없다 : 금식환자일지라도 필요에 의한 약물은 투여할 수 있다.
(5) 투약에 실수가 있을 때는 수간호사에게 즉시 보고한다.

3. 근육주사

> 콕~! 찍어주기
> 근육주사의 금기증이나 합병증 혹은 주사부위는 종종 출제된다.

▶▶▶ 병원면접기출문제
근육주사해서는 안 되는 환자, 근육주사의 합병증은 무엇인가?

1) 목적
① 신속한 약의 효과를 얻기 위함.
② 조직에 자극성이 있는 약을 깊이 주사하기 위함.
③ 경구 투약이 불가능한 경우에 시행하기 위함.
④ 소화효소에 의해 약이 영향 받는 것을 방지하기 위함.

2) 준비물품
   투약쟁반, 70% alcohol 스펀지, 멸균주사기(2cc, 5cc), 주사바늘(20G~23G), 멸균증류수, 주사약, 투약카드

3) 금기
   ① 접촉시 동통을 느끼거나 경결 부위가 있는 경우
   ② 피부의 찰과상, 신경이나 골조직의 손상부위, 화농, 괴사부위
   ③ 약물이 조직괴사를 일으킬 수 있는 경우
   ④ 혈액응고 장애, 순환기계 쇼크, 혈액량 감소, 근위축 대상자

4) 주사부위
   ① 배둔근 : 둔부의 두꺼운 근육층. 좌골신경과 혈관이 인접하여 있으므로 정확하게 선택해야 함. 근육의 보행으로 발달되므로 성인이나 발육이 잘 된 아동에게는 사용하나, 3세 이전의 아동에게는 사용하지 않는다.
   ② 측둔근 : 혈관과 비장의 분포가 적고 항문에서 멀리 떨어져 있어 오염의 기회가 적기 때문에 성인이나 신생아 모두 선호하고 있다.
   ③ 외측광근 : 성인과 아동 모두에게 잘 발달하고 근육은 대퇴의 내외측에 위치하며 가운데 1/3이 주사부위
   ④ 대퇴직근
   ⑤ 삼각근 : 상박의 외측에 위치. 비교적 작고 요골신경에 근접해 있으므로 주의

5) 적정 주사바늘의 크기와 각도
   주사바늘은 근육주사부위, 용액종류, 피하조직의 지방, 환자의 나이에 따라 결정하며 90° 각도로 삽입한다.
   ① 주사바늘 크기 : 배둔근, 측둔근 → 20~23G,   삼각근 → 23~25G
   ② 주사바늘 길이 : 1~3inch(신생아와 어린이 : 8/5~1 inch, 비만환자 : 3 inch)
      * Penicillin G benzathine과 같이 매우 끈적이는 투약은 18G의 바늘을 사용한다.

6) 흡수 가능한 약의 용량
   1~5cc까지 흡수 가능하나 5cc는 동통을 유발한다.

7) 근육주사와 관련된 합병증
   ① 주사로 인한 통증
   ② 피하 또는 근육조직의 손상 : 용해되지 않은 약물에 의한 무균적 농양, 혈종, 근육위축, 좌상, 갈색으로의 변색
   ③ 신경손상
   ④ 뼈손상
   ⑤ 급속한 쇼크, 약물의 빠른 흡수
   ⑥ 근육이나 뼈의 감염

3. 피하주사 국시

> **콕~! 찍어주기**
> 피하주사의 경우 insulin에 관한 문제가 가장 많이 출제된다. 인슐린 용량 계산이나 인슐린 투여시 절차 혹은 부위 및 간호, 인슐린 투여시 가장 흡수가 잘 되는 부위에 대해서도 자주 출제된다.

1) 목적
① 경구투여가 어려운 환자나 금식환자에게 투여하기 위함.
② 소화에 의해 파괴되는 약물을 투여하기 위함.
③ 구강투여보다 신속한 약물의 효과를 얻기 위함.

2) 준비물품
투약쟁반, 70% alcohol sponge, 주사기(1cc~2cc), 주사바늘(23G~26G), 농반, 처방된 주사 약과 투약카드

3) 적응증
예방접종, 인슐린, 마약, 헤파린 주사

4) 금기
찰과상, 국소적 염증, 부종, 반흔, 소양감이 있는 부위

5) 합병증
주사부위의 염증, 출혈

6) 주사부위
상지의 바깥쪽, 대퇴의 앞쪽, 복부, 견갑골 부위, 둔부

7) 간호중재(방법)
① 엄지와 검지로 주사기를 잡고 반대 손으로 주사부위를 잡거나 편 후 45° 각도로 바늘을 힘있게 단 번에 1.5cm가량 찔러 넣는다.
주사침 삽입시 이상한 통증이나 마비증상을 호소하면 즉시 **뺀다**.
② 주사바늘이 삽입되면 주사기 내관을 살짝 당겨보고 혈액이 보이지 않으면 약물을 주입하고 왼손으로 피부를 누른 다음 주사바늘을 빨리 뺀 후 삽입부위를 알코올 솜으로 가볍게 문지르거나 꼭 누른다.
③ 출혈이 없을 때까지 누른다.
  * 주사량 : 1회 2cc 이내(조직이 흡수하기에 가장 적당한 양이다)

8) 인슐린 요법

▶▶▶ **병원면접기출문제**

1. RI와 NPH의 차이점에 대해 설명해 보세요.
2. RI와 NPH의 full term은?
3. 속효성 인슐린 RI에 대해 설명해 보세요.
4. 인슐린 투여부위로 가장 흡수가 잘 되는 곳은 어디이며, 이유는 무엇인가?

콕~! 찍어주기

인슐린에 대한 내용으로 RI와 NPH에 관한 차이점, 속효성 인슐린 RI에 관한 내용도 자주 출제된다.

* 인슐린이란?
  췌장에서 생산, 분비되는 당대사 조절에 필요한 필수적인 호르몬으로 췌장에 위치한 랑게르한스섬의 β세포에서 인슐린을 분비하면 혈액 속으로 방출되어 혈당을 내려주는 역할을 한다.

(1) 인슐린 용량 계산

인슐린의 경우 unit가 1vial당 단위가 아니고 1cc당 단위이다.
예를 들면 100단위 인슐린의 경우 1cc가 100단위인 것이다.
① 40단위 : 필요한 cc = 처방단위수 × 1/40
② 80단위 : 필요한 cc = 처방단위수 × 1/80
③ 100단위 : 필요한 cc = 처방단위수 × 1/100

참고 ※ 병원면접 예제

〈예제〉주치의가 RI(Regular Insulin) 100단위 Vial에서 10단위를 주라고 오더가 났다.
이 때 inject하려면 몇 cc를 뽑아야 하는가?
· 10 × 1/100 = 필요한 cc → 정답 : 0.1cc

(2) 인슐린 요법의 적응증
① 인슐린 의존형 당뇨병
② 식사요법, 운동요법 및 경구혈당강하제의 사용으로 혈당조절에 실패한 제 2형 당뇨병
③ 임신중의 당뇨병
④ 심한 신장 질환
⑤ 간손상
⑥ 급성 간염 질환
⑦ ketosis, 고혈당성 혼수
⑧ 대수술 또는 심한 외상이 있는 당뇨병

(3) 작용시간에 따른 인슐린의 종류 국 시

인슐린제 작용시간에 따라 속효성 인슐린, 중간형 인슐린, 지속형 인슐린 등 세 종류로 구분한다.

① 속효성 인슐린

피하주사 후 15분 내에 효과가 나타나기 시작하여 2~4시간에 최대에 도달하여 6~8시간 동안 효과가 지속된다.

이 인슐린제는 투명한 액이며, RI(Regular Insulin)가 여기에 해당된다.

보통의 경우 중간형 인슐린에 혼합하여 사용하며 당뇨병의 급성합병증 치료나 빠른 시간 내에 혈당을 조절하여야 할 경우 단독으로 사용하기도 한다.

② 중간형 인슐린

피하주사 후 30~60분내에 효과가 나타나기 시작하여 8~12시간에 최대에 이르며 18~24시간 동안 효과가 지속된다. 이 인슐린제는 혼탁하며 N.P.H 인슐린이 여기에 속한다.

보통 당뇨병 환자에게 투여하는 인슐린으로 하루에 한 번 또는 두 번에 나누어 투여하는 인슐린제이다.

③ 지속형 인슐린

효과가 36시간 이상 지속되는 인슐린으로 국내에서는 거의 이용되지 못하고 있다.

④ 혼합형 인슐린

속효성 인슐린과 중간형 인슐린이 이미 혼합되어 시판되는 인슐린제이다.

콕~! 찍어주기

※ 복부가 인슐린 투여에 좋은 장소인 이유
1. 비교적 운동에 관계없이 흡수가 일정하게 이루어지는 부위이기 때문
2. 복부를 통하여 흡수된 인슐린은 팔, 다리에 투여된 인슐린보다 많은 양이 간으로 가서 작용하므로 인슐린의 작용을 최대화시킬 수 있기 때문
3. 지방괴사 등 미용적인 문제 발생시 복부는 옷 등으로 감출 수 있기 때문
→ 인슐린을 맞고 있는 모든 사람에게 복부 주사를 가장 권장한다.
  복부에는 1~2cm간격으로 부위를 정하여 32곳의 주사부위를 임의로 만들 수 있다.

---

(4) 인슐린 요법의 부작용 및 과민반응 국 시

① 국소적 과민반응
- 발적. 부종, 압통, 결절 또는 발진 등
- 첫 증상은 주사 후 15분~2시간 내에 발생
- 8~24시간 동안 가장 심함

② 전신적 과민반응
- 드물게 국소적인 반응에서 전신적인 담마진(두드러기)으로 퍼짐.

③ 저혈당

④ 인슐린성 지방대사, 인슐린 내성

4. 피내주사

▶▶▶ 병원면접기출문제

피내주사 준비물품은 무엇인가?

1) 목적
   ① 알레르기나 민감성 반응을 알아보기 위함.
   ② 예방접종을 하기 위함.

2) 준비물품
   투약쟁반, 1cc 주사기, 주사바늘(25G~27G), 70% alcohol sponge, 처방된 주사약, 투약카드

3) 적응증
   결핵반응검사, 항생물질의 감수성 반응검사, 알러지 반응검사, 예방접종

4) 금기
   찰과상, 국소적 염증, 부종, 반흔, 소양감이 있는 부위

5) 합병증
   주사부위 염증, 출혈

6) 주사부위
   전박 안쪽, 가슴 위쪽, 견갑골 아래쪽

7) 간호중재(방법)
   ① 오른손의 엄지와 검지로 주사기를 잡고 환자의 손바닥을 위로 향하게 한 다음 왼손으로 피부를 팽팽하게 잡은 후 주사바늘의 경사진 면을 위로 향하게 하여 15° 각도로 삽입한다.
   ② 0.1cc의 약을 주의 깊게 주입하여 피부에 작은 수포가 생기게 한다.
   ③ 주사바늘을 빼낸 후 마른 멸균 guaze로 부드럽게 닦고 문지르지 않게 한다.
   ④ 반응검사의 경우 주사부위의 가장자리 자국을 관찰하고 그 부위를 볼펜으로 그린 후 15분 후 (결핵반응 검사의 경우 48~72시간 후)판독한다.

8) After Skin Test(AST) 항생제 피부 반응검사(1 : 2000)

> **선배들의한마디**
>
> AST는 면접 구술시험으로 나오는 경우보다는 실제 임상에서 꼭 필요하므로 미리 알아두는 것도 좋다. 기존의 기본간호학책에 나와있는 항생제 피부반응 검사(1 : 10)가 정확하지 않고, 현 임상에 있는 선배간호사들도 이 항생제 피부 반응검사를 정확하게 알고 있는 사람이 흔치 않다.
> 항생제 피부 반응검사는 아나필락틱쇼크와 밀접한 관련이 있으며 종종 면접시 약어로 출제되기도 한다.

(1) 항생물질 주사제의 경우 피내 반응 시험은 일반적으로 생리식염수 혹은 멸균증류수로 희석해서 0.02cc 주사한다.
  ① 항생제의 용량이 500mg인 경우 혼합 순서(1 : 2000)
   • 항생제 500mg + N/S or D/W 5cc mix(혼합)
   • 0.1cc 뽑은 다음 + N/S or D/W 0.9cc mix
   • 그 중 0.1cc만 남긴 후 + N/S or D/W 0.9cc mix
   • Total 0.1cc 중 0.02cc를 피내에 주사한다.
  ② 항생제 용량이 1.0g인 경우 혼합 순서(1 : 2000)
   • 항생제 1.0g + N/S or D/W 4cc mix (1 : 4)
   • 0.1cc 뽑은 다음 + N/S or D/W 0.4cc mix (1 : 20)
   • Total 0.5cc 중 0.1cc를 뽑은 다음 + N/S or D/W 0.9cc mix (1 : 200)
   • 다시 0.1cc를 뽑은 다음 + + N/S or D/W 0.9cc mix (1 : 2000)
(2) 양성 또는 의양성 판정이 내려지면 동일한 상완 피내 반응시험 부위로부터 3~4cm 부분 또는 반대쪽 대칭 부위에 N/S or D/W 0.02 cc를 피내주사하여 시험약 주사부위와 비교한다.
(3) 판정방법
  발적 1~2cm 이상, 팽진 1cm 이상, 소양증, 환자가 구내 이상감, 두통, 현훈, 이명, 안면홍조 등의 명확한 자각증상을 나타낸 경우 양성으로 한다.

9) 결핵 반응검사
  ① 1cc syringe에 2TU(tuberculin unit) 0.1cc를 뽑아 오른쪽 전박내측에 피내주사한다.
  ② 주사 실시 후 48~72시간 경과된 후에 경결의 크기를 재어서 판독한다.
   ㉮ 경결의 크기
    • 10mm 이상 – 양성 반응
    • 5~9mm – 의양성 반응
    • 5mm 이하 – 음성 반응

5. 정맥주사

▶▶▶ **병원면접기출문제**

24시간 동안 1000cc의 수액을 주려 한다. gtt/min과 drop 수는?

1) 목적
   ① 수분과 전해질 불균형을 예방하거나 치료한다.
   ② 약물, 영양소, 혈액을 주입한다.
   ③ 약물의 빠른 효과를 얻는다.

2) 정맥 주사 부위(성인의 경우)
   ① 척측피 정맥
   ② 요측피 정맥
   ③ 복재정맥
   ④ 장측지 정맥
      * 영아에게 가장 많이 사용 : scalp vein

3) 간호중재
   ① 카테터와 정맥주입 튜브를 연결한 후 조절기를 열어 용액이 흐르도록 한다.
      주사부위의 부종을 관찰한다(이론적 근거 : 카테터가 혈관내에 있는지 확인한다).
   ② 삽입날짜, 시간, 바늘의 크기를 반창고에 적는다(이론적 근거 : 바늘의 크기에 따라 사용할 수 있는 용액이 다르며, 삽입날짜는 교환시기를 알려주어 정맥염을 예방한다).
   ③ 정맥주입에 따른 교환시기
      ㉮ 정맥 카테터 : 72시간
      ㉯ 수액세트 : 72시간
   ④ 주입속도 계산
      1분간 주입 방울수(gtt/min)
      ㉮ 총주입량/ 시간수 = 시간당 주입량(cc/hr)
      ㉯ (cc/hr × 15gtt)/60분 = 분당 방울수(gtt/min)

> **참고** ※ 병원면접 예제
> 〈예제〉 5% 포도당 1L(D5W 1L)를 24시간 동안 주려고 한다면 몇 gtt/min으로 주입속도를 맞춰야 하는가?
> - 1000 cc/ 24시간 = 41.6 cc/hr
> - 41.6cc/hr × 15gtt/60분 = 10 gtt/min

4) 합병증
(1) 국소적 합병증
   ① 혈전 : 바늘에 의한 외상, 약물에 의한 화학적 자극이 혈관벽에 손상을 가해 그 손상 부위에 혈소판이 흡착되어 혈전이 형성된다. 혈전은 박테리아의 좋은 배치가 된다.
   ② 정맥염 : 증상으로 통증, 부종, 온각, 발적, 정맥선을 따라 촉지, 경결
     ㉮ 치료 : 약물중지, 주사부위를 심장보다 높게 올림.
        - 냉온찜질 : 10~15분간 4~6시간마다 찜질
        - 냉찜질 : 항암제, dobutamine, dopamine, epinephrine, norepinephrine
        - 온찜질 : 항암제(vincristine), calcium, dextrose, potassium, radiocontrast media
     ㉯ 예방 : 관절부위 주사 피함, 가는 바늘 사용, 혈액공급이 충분한 혈관 선택, 약의 농도와 pH, 시행자의 숙련도, 가능한 iv push 피함.
     ㉰ 정맥염의 강도
        - +1 : 삽입부위의 동통
        - +2 : 홍반 및 부종
        - +3 : 붉은 줄의 형성
        - +4 : cord의 촉진
   ③ 침윤 : 약물이 피하로 누출
   ④ Hematoma : 치료 – 무균적 드레싱, 부위를 압박, 심장보다 높게 유지
   ⑤ Tape burn : 증상으로 테이프 자리의 화끈거림, 발적, 피부 벗겨짐.
      - 예방 – 테이프 제거시 중요, 알레르기 거즈 이용, taping 방법
   ⑥ local infection : 치료 – 약물중지, 캐뉼라 제거, 무균적 드레싱, 연고 적용, 배양검사
   ⑦ Cellulitis : 증상 – 통증, 갑작스런 체온 상승, 부종, 침범부의 열감
                  치료 – 주사부위 변경, 활력징후 측정, 냉찜질, 의사보고
   ⑧ 신경손상 : 증상으로 손가락, 손, 팔의 무감각, 사지의 저림
(2) 전신적 합병증
   ① 패혈증
   ② 폐색전증
   ③ 공기색전증
   ④ 폐부종
   ⑤ 카테터 색전
   ⑥ speed shock

5) 정맥주사시 주의사항
① 혈액투석 환자는 투석을 위해 shunt(A-V fistular)는 피한다.
② 수술환자의 경우 수술부위는 피한다.
③ 장기간 정맥치료를 받아야 될 경우 말단부부터 실시한다.
④ 5right 준수
⑤ 수액침전물 및 유효기간 확인
⑥ 약물의 작용 숙지
⑦ skill 숙달
⑧ line관리 및 수액 세트 교환
⑨ 혈압측정시 정맥주사 부위는 피한다.

6) 특수약의 투여 시 주의사항
① digitalis제제 : 심박동수가 분당 60회 이하이면 투약을 중지하고 보고한다.
② heparin제제 : 피하주사시 문지르지 않는다.
③ insuiln제제 : 용량에 주의하고 무균법을 지킨다.
④ narcotics제제 : 호흡수가 분당 12회 이하이면 투여를 중지하고 혈압측정 후 보고

7) 약용량 계산법
(1) 측정단위 환산법
- 1g = 1000 mg
- 1mg = 1000 μg

(2) 약용량 계산법

$$\frac{\mu g/cc \times cc/hr}{몸무게(kg) \times 60min} = \mu g/kg/min$$

> **참고** ※ 병원면접 예제
>
> 〈예제〉 D5W200cc에 dopamine 400mg을 섞어서 5 μg/kg/min의 속도로 주입하고자 한다. 환자의 체중이 60kg라면 ( )cc/hr의 속도로 주입하여야 할까?
> D5W 1cc 당 2mg이고, 2mg = 2000 μg /cc
>
> $$\frac{2000\ \mu g/cc \times (y)cc/hr}{60kg \times 60min} = 5\ \mu g/kg/min$$
>
> → 2000 μg /cc × (y)cc/hr = 5 μg/kg/min × 3600 kg/min
> ※ 답 : (y)cc/hr = 9cc/hr 의 속도로 주입하여야 한다.

VIII. 수혈

> **선배들의한마디**
> 투약과 함께 해마다 꼭 출제되는 수혈은 수혈 전 간호부터 수혈과정, 수혈시 부작용에 대해 숙지하고 있어야 하며, 최근에는 혈액의 종류와 적응증에 관한 질문도 빈번히 출제되고 있다.

▶▶▶ **병원면접기출문제**

1. 수혈의 종류와 목적(적응증)에 대해 말해 보시오.
2. 수혈시 5% 포도당을 주지 않는 이유는?
3. 수혈 전 체크해야 할 사항, 수혈 중 간호중재, 부작용에 대해 말해 보시오.

1. 목적

1) 부족한 순환혈액량을 보충하기 위함이다.
2) 부족된 혈액응고인자를 보충하기 위함이다.
3) 혈액의 산소운반 능력을 증가시키기 위함이다.
4) 혈액 중 결핍된 성분을 보충하기 위함이다.

2. 혈액 성분별 적응증 및 보관법

> **콕~! 찍어주기**
> 혈액의 종류와 목적 즉, 적응증에 관련된 질문은 구술시험 외에도 필기시험에서 종종 출제된다.

1) 전혈
   (1) 전혈(Whole Blood) : 320cc, 400cc
      ㉮ 성분/ 보관
        • 헌혈 받은 전체량

- 보관 : 1~6℃, 유효기간 : 35일간
② 적응증
- 다량의 출혈 시 혈액량 보충
- 산소운반능력의 제공

2) 적혈구
(1) 적혈구 농축액(Packed RBC) : 200cc
① 성분/ 보관
- 전혈을 원심분리 또는 침전시켜 혈장성분을 80% 이상 제거한 적혈구
- 보관 : 1~6℃, 유효기간 : 35일간
② 적혈구 농축액(Packed RBC)를 수혈하는 기준
㉮ 1uint 수혈시 혈색소(Hb)수치 1g/dl 증가(70kg기준)
㉯ Hb이 8g/dl 이하, 만성빈혈로 7g/dl 이하인 경우
㉰ Hb수치와 상관없이 빈혈증상이 있는 경우
㉱ 총혈액량의 15% 이상 급성 출혈
- 수술 전 Hb이 10g/dl 이하인 경우
- 순환혈액량의 증가 없이 산소운반 능력의 증가만 필요한 경우(빈혈, 순환장애, 유아의 수혈)
③ 적응증
㉮ 급성 혈액 손실 : 수술, 외상, 위장출혈
㉯ 만성 혈액 손실 : 빈혈, 출혈성 위궤양, Hb & Hematocrit 저하

3) 혈장
(1) 신선동결장(Fresh Frozen plasma) : 320cc, 400cc
① 성분/ 보관
전혈을 4시간 이내에 냉동 분리시켜 얻어지며 혈액응고 인자가 포함되어 있음. 이는 3시간 이내에 사용해야 하며, 유효기간은 -18℃이하에서 1년 동안 보관 가능.
② 신선동결장(Fresh Frozen plasma)을 수혈하는 기준
㉮ 혈액응고인자 결핍 치료 환자
㉯ 성분: fibrinogen, factor Ⅴ번, Ⅶ번 Ⅷ번 Ⅸ번 기타 혈액응고인자
㉰ Not volume expander
㉱ 과용량의 wafarin 사용 후 출혈시 wafarin 효과의 신속한 역전
㉲ vit. K 결핍증
㉳ 유전성 응고 억제제 결핍증
㉴ 출혈, 침습적 수기, 수술 예정시
㉵ PT, aPTT가 정상의 1.5배 이상
㉶ 대량 수혈 후 PT, aPTT가 정상수치의 1.5배 이상이면서 출혈이 있는 경우

③ 적응증
  ㉮ liver disease, DIC
  ㉯ 혈액응고인자의 보충이 필요한 환자
  ㉰ 혈량 보충
  ㉱ Shock
  ㉲ 화상
  ㉳ 단백질 보충
(2) 동결 침전 제제(Cryopreclipitate) : 15~20ml
  ① 성분/보관
    • 응고인자 Ⅷ, Ⅻ, fibrinogen, fibronectin 풍부
    • 보관 : 22℃, 유효기간 : 1시간
  ② 적응증
    • 응고인자 Ⅷ, Ⅻ, fibrinogen의 부족증
    * 20~30분 내에 생리식염수와 함께 재빨리 주입한다.

4) 혈소판
  (1) 혈소판 농축액(PLT concentrate) : 320cc, 400cc
    ① 성분 / 보관
      • 소량의 혈장에 다량의 혈소판이 포함되어 있음.
      • 보관 : 20~24℃, 유효 기간 : 48시간
    ② 혈소판 농축액(PLT concentrate)을 수혈하는 기준
      ㉮ 1unit 수혈시 혈소판 수치 7,000~10,000/ul 증가(70kg 기준)
      ㉯ 혈소판생성장애로 혈소판 수치가 10,000~20,000/ul 이하
      ㉰ 침습적 수기나 수술예정환자의 혈소판수치가 50,000/ul 이하(눈, 뇌부위, 수술의 경우 100,000/ul 이상으로 유지)
      ㉱ 대량수혈 후 혈소판수치가 50,000/ul~100,000/ul 이하로 감소
      ㉲ 체외순환시술 후 혈소판수치가 100,000/ul 이하
      ㉳ 혈액성분의 파괴를 방지하기 위해 빠른 시간 내에 주입한다(5~15분/bag이나, 10mL/min).
    ③ 적응증
      ㉮ 점상출혈, 자반증, 정맥출혈, 비출혈
      ㉯ 골수를 침범하는 신생물이나 화학요법에 의해 발생하는 혈소판 감소증
      ㉰ 혈소판기능에 이상이 있는 경우
      ㉱ DIC 에서 출혈증상을 보일 때
      ㉲ 급성 백혈병
      ㉳ 재생불량성 빈혈의 출혈시

(2) 혈소판 페레시스(PLT apheresis) : 250ml
 ① 성분 / 보관
  1.5 시간 동안 헌혈자에게서 혈소판 농축액을 얻어내는 것으로 혈소판과 소량의 혈장만 제거되고 나머지 성분은 헌혈자에게 돌려짐.
 ② 수혈기준 & 적응증
  혈소판 농축액(PLT concentrate)과 같음.

3. 수혈 전 체크해야 할 사항

1) 수혈을 위한 정맥 route 확보 : 18~19G 주사바늘이나 혈관용 카테터 사용
2) 수혈을 위한 여과장치가 있는 수혈세트 사용
3) 수혈 전 사정
 ① 간호사는 대상자가 수혈을 하는 이유를 아는지, 수혈이나 수혈반응을 일으킨 적이 있는지를 물어보고, 환자가 알고 있는 혈액형을 물어본다.
 ② 활력징후 측정(특히, fever의 유무)
4) 원치 않는 수혈에 대비하여 수혈동의서를 확인한다.
5) 수혈확인서에 의사 서명 확인
6) 혈액형과 적합성 검사를 위한 채혈시 환자를 확인한 후 채혈, 혈액검사 용기의 라벨에 환자의 인적사항이 완전히 기재되었는지 확인 후 검사 의뢰(ABO RH & Cross Matching)
7) 혈액은행에서 혈액을 가져올 때 혈액과 수혈기록표를 대조하여 혈액번호, 혈액형, 혈액이 채취된 날짜를 확인
8) 혈액은 반드시 혈액은행 냉장고에 보관(혈장은 제외)
9) 혈액이 오면 병동의 담당간호사를 포함한 최소한 2명 이상의 중복 서명과 확인필요
10) 가능한 수혈은 낮에 실시. 환자가 자신의 상태를 즉시 보고할 수 있고, 응급상황 발생시 여러 전문가의 도움을 받을 수 있기 때문

4. 수혈과정

1) 수혈시 대상자의 이름, 혈액형, 혈액번호, 유효기간 등을 다시 확인
2) 시작 바로 전 대상자의 체온, 혈압, 맥박 등을 측정하여 수혈 후 수치와 비교할 수 있도록 하며, 정상범위를 벗어난 경우 수혈 전 의사에게 먼저 알린다.
3) 수혈 시작 후 첫 1시간 동안 15분 간격으로 활력징후 측정·기록. 그 이후에도 1시간 간격으로 측정·기록
4) 수혈의 점적속도는 첫 15분 동안은 15gtt 주입 후 부작용(allergy, fever, chilling, headache, itching sense, V/s변화, 용혈반응)이 관찰되지 않으면 처방된 속도로 주입

① 일반적 주입속도 분당 20~40 gtt (drop) 유지
② 5%, 10% 의 포도당 용액과 혼합시 용혈반응, H/S와 혼합되면 칼슘이온이 혈액제제 내에 함유 되어 있는 항응고 효과를 없애어 혈액응고 유발

> **참고**
> - 혈액제제와 혼합할 수 있는 용액은 생리 식염수만 가능.
> - 5%, 10%의 포도당 용액은 전혈(whole blood)이나 적혈구 농축액(packed RBC)과 비교하여 저장성 (hypotonicity)이므로 적혈구를 팽창시켜 파괴를 일으킨다.
> - cold blood 급격히 주입하면 심실세동, cardiac arrest 유발할 수 있으므로 blood warmer 사용

5) 수혈이 시작된 후 최소한 10~15분 동안은 환자곁에서 수혈부적합반응이 나타나지 않는지를 세밀히 관찰
6) 수혈 도중 환자 및 가족이 이상증세를 호소하거나 관찰되면 즉시 수혈 중단 → 의사에게 알림과 동시에 새로운 수액세트에 생리식염수로 정맥라인 확보
7) 수혈부작용이 발생하면 수혈하고 남은 혈액과 사용하지 않은 혈액, 환자혈액과 소변을 혈액은행으로 보내어 일치 여부 확인
8) 수혈 전 과정과 대상자의 반응을 간호기록지에 자세히 기록

5. 수혈시 유의사항 국시

1) 환자가 알고 있는 혈액형과 준비된 혈액형을 확인하여 혈액형이 다른 경우에는 임상병리과에 정확한 확인을 한 후 다시 검사한다.

2) 혈액백의 혈액형, 혈액번호, 환자이름, 나이, 등록번호가 실제 환자정보와 일치하는지 확인
   (이 때 유효기간 확인 및 혈액의 종류도 확인)

3) 혈액주입은 pint(unit)당 4시간 이내에 끝내야 한다(성인의 경우 1.5~2시간이 적절하다).
4) 혈액백을 3~4회 돌려서 성분이 잘 섞이도록 한 후 시작한다.
5) 반드시 수혈전용 세트를 사용해야 한다.
6) 수혈세트는 4~6시간마다 교환한다.
7) 0.9% 생리식염수 외에는 혈액제제와 같이 사용해서는 안 된다.
8) 혈액주입 line으로 medication을 side IV 해서는 안 된다.
9) 수혈을 시작할 때 삼투압의 차이로 용혈현상이 일어나므로 수혈세트에 다른 용액을 넣어 준비하지 않는다.
10) 수혈 후 IV fluid를 연결한 경우에는 수혈 세트를 빼고, IV fluid와 set로 교환한다.
    (이 때 fluid 용액은 생리식염수만 가능하다)

6. 수혈시 부작용에 따른 치료 및 간호

1) 용혈반응
(1) 원인
  ① ABO & Rh 혈액형이 맞지 않는 혈액을 수혈을 경우
  ② 혈뇨 및 급성 신기능 부전
  ③ 그람 음성균에 의한 패혈증
(2) 증상
  ① 오한, 요통, 두통, 오심, 열, 저혈압, 가슴조임, 허탈 등
  ② 핍뇨성 신부전이나 사망이 초래될 수 있는 응급상태(적색뇨)
(3) 치료 및 간호
  ① 수혈을 중지하고 생리식염수로 대치
  ② 수혈되던 혈액백과 신선뇨를 혈액은행에 보내서 세균오염 여부와 뇨중 혈색소 유무 검사
  ③ ARF, DIC의 진단을 위해 BUN/Cr, 혈액응고검사 등 실시

> ❊ 지연성 용혈반응
> • 수혈 1~2주 후 발현
> • 혈색소 수치 감소
> • direct coomb's test : positive
> • 재수혈시 급성 용혈 반응의 원인이 됨.

2) 순환기계 부담
(1) 원인
  부적절한 혈액 주입 속도
(2) 증상
  ① 초기 : 호흡곤란, 기좌호흡, 청색증, 불안감
  ② 계속적인 수혈시 : 심한 호흡곤란, 핑크색 기포성 객담이 있는 기침, 중심정맥압 상승, 흉부압박감
(3) 치료 및 간호
  ① 순환혈액량 감소 및 이뇨제 투여
  ② 산소공급
  ③ 천천히 혈액주입
  ④ 심부전증과 만성빈혈환자는 주의

3) 발열반응
   (1) 원인
      ① 수혈기구 오염으로 인한 병원균 존재에 의해 오한과 발열이 나타나는 경우로 1~2%의 환자에게서 생길 수 있음 → 해열제 사용
      ② 백혈구나 혈소판에 대한 민감성
   (2) 증상
      용혈반응, 알러지 반응, 발열, 빈맥, 오한, 심계항진, 두통, 홍조, 쇠약감, 두드러기, 중증도의 호흡곤란, 저혈압, anaphylaxis
   (3) 치료 및 간호
      ① 무균적 조작
      ② 적정온도의 혈액보관(1~6℃)
      ③ 백혈구나 적혈구에 대한 민감성이 높은 환자 관찰(수술 경험 환자, 출산 경험 환자)
      ④ 수혈을 중지하고 생리식염수로 대치 → 의사에게 보고
      ⑤ 수혈되던 혈액백과 수혈세트를 혈액은행에 보내어 검사의뢰
      ⑥ antihistamine, antipyretics 투여
         * 필요시 혈압 상승 제제와 corticosteroid 투여
         Washed RBC와 특별 준비된 성분을 사용하여 알러지 발열반응 예방

4) 알레르기 반응
   (1) 원인
      ① 수혈받은 환자가 알러지성 체질일 때
      ② 특별한 항원에 반응하는 헌혈자 항체가 수혈자에게 이송된 경우
   (2) 증상
      소양감, 담마진, 홍반, 발열, 오한, 오열, 기도 부종, 기관지 경련, 천식성 천명
   (3) 치료 및 간호
      ① 심하면 수혈을 중지
      ② 항히스타민제 및 epinephrine, hydrocortisone의 투여

5) 세균감염
   (1) 원인
      Hepatitis, AIDS, CMV, malaria, 매독, herpes 등
   (2) 치료
      헌혈자 선별사가 철저히 시행

7. 전반적인 수혈부작용시 간호중재

1) 수혈을 즉시 중단하고 환자의 활력징후를 측정한다.
2) 혈액을 주입하던 IV set를 제외하고 새로운 세트를 이용해 생리식염수를 연결한다.
3) 식염수로 혈관을 유지하고 혈액백과 수혈세트는 혈액은행에 검사를 의뢰한다.
4) 의사에게 환자의 증상을 보고하고 지시에 따라 direct Coomb's test나 용혈검사(소변검사)를 실시한다.
5) 활력징후가 안정될 때까지 환자상태와 I/O를 주의 깊게 관찰하고 다른 반응이 나타나는지 관찰한다.
6) 과민반응이 의심된 환자에서 수혈을 계속할 경우 의사의 지시를 반드시 기록한다.

IX. 감염관리

> **선배들의한마디**
> 병원감염을 예방하기 위해서는 항생제 오남용을 예방하기 위한 환자교육을 실시하고 간호행위시 정확한 무균법을 사용한다.
> 또한 병원 감염 발생 사례에 관심을 갖고 병원에서 실시하는 직원교육에도 꾸준히 참여하며, 소독물품 사용시 물품의 소속과 멸균상태를 확인한다.
> 병원 감염이 가장 잘 일어나는 신체부위가 비뇨기계와 호흡기계라는 것을 인지하고 있어야 하며, 병원 감염 예방을 위해서 간호사가 가장 기본적으로 해야 하는 것은 손씻기이다. 손씻기 요소 중 가장 중요한 것은 흐르는 물에서 씻는 것이다.

▶▶▶ **병원면접기출문제**

1. 역격리란?
2. 감염경로, 소독과 멸균의 차이는?
3. 내과적, 외과적 손씻기에 대해 설명하시오.

1. 병원감염이란?

입원 당시에는 감염의 증상이나 잠복상태도 아니었지만 입원 후 혹은 퇴원 후에 사람에게 발생하는 경우

2. 손씻기

1) 손을 꼭 씻어야 하는 경우
   ① 인체의 피부, 기도, 점막 등 방어기전에 손상을 주는 치료(인공도뇨, 기관흡입, 침습적 치료)를 하기 전
   ② 상처를 만지기 전·후
   ③ 면역기전이 저하된 환자와 접촉하기 전
   ④ 감염질환이 있는 환자나 환자의 분비물을 접촉한 후
   ⑤ 고위험군의 환자가 있는 간호단위(중환자실, 신생아실, 암병동 등)에서 한 환자와 접촉하고 난 후 다른 환자를 만지기 전
   ⑥ 미생물에 오염되었거나 오염이 우려되는 물체(소변기 측정기나 분비물 모으는 용기 등)를 만지고 난 후

2) 손씻는 방법
   (1) 내과적 손씻기
      ① 내과적 무균법은 흐르는 물과 비누(혹은 소독제가 포함된 비누)를 이용하여 10~15초간 손가락의 모든 곳을 마찰하여 닦는다.
      ② 상주균을 제거해야 하는 경우는 소독비누를 사용. 반지나 시계는 손씻기를 수행하는 동안 제거
      ③ 손가락 사이, 손가락 끝 등을 충분히 마찰한다.
      ④ 흐르는 물로 충분히 헹구어야 한다. 이 때도 기계적인 마찰은 세균을 떨어트리는 좋은 기전이다.
      ⑤ 씻은 손이 물에 잠기면서 오염되지 않아야 한다. 손으로 돌리는 수도꼭지라면 종이수건을 이용하여 잠근다.
   (2) 외과적 손씻기
      ① 수술전 의료진의 손소독은 지속적인 살균효과가 있는 소독제를 이용하는 것이 좋다(Chlorhexidine).
      ② 첫번 째 수술은 5분간 마찰, 수술과 수술 사이에는 장갑의 손상이 없었다면 2분간 마찰. 그러나 오염된 수술을 하였거나 장갑이 손상되어 손씻기를 다시 하여야 하는 경우는 5분간 실시
      ③ 소독제를 이용한 손씻기를 마친 후 멸균된 수건으로 건조시킨 후 연화제가 섞인 알코올로 손 전체를 골고루 문지른다.

3. 멸균과 소독

1) 멸균
모든 종류의 미생물(세균, 아포, 바이러스, 진균 등)을 완전히 죽이는 방법. 병원에서 사용할 수 있는 멸균법은 고압증기 멸균법, Ethylene Oxide멸균법, 화학 멸균제를 이용한 멸균법

2) 소독
물체의 표면에 있는 세균의 아포를 제외한 모든 미생물을 죽이는 방법

3) 세척
토양, 유기물 등 모든 종류의 이물질을 제거하는 것으로 일반적으로 물과 기계적인 마찰, 세제를 같이 사용. 일반적으로 세척은 멸균과 소독 이전에 실시

4) 살균제
살균제는 병원성 미생물은 죽이지만 아포는 죽이지 못한다.

4. 수액요법시 감염관리

- 주사 부위의 소독은 70% 알코올솜으로 피부 중앙으로부터 외부쪽으로 3~4회 원을 그리듯 잘 닦아낸 후 알코올이 증발한 후 (5~10초) 주사
- 면역기전이 저하되거나 큰 정맥을 주사하는 경우 : 10% povidone - iodine 으로 피부소독

1) 일반적 주사부위의 관리
① 하루에 한 번 이상 관찰
② 관찰 내용 : 발열반응, 주사부위 통증, 압통, 주사부위 48~72시간마다 교환

2) 중심정맥을 이용한 수액요법시 관리
① 멸균된 장갑, 방포를 사용하여 무균적으로 처치
② 패혈증 의심시 캐뉼라와 수액과 환자의 혈액을 배양검사
③ 쇄골하정맥이나 경정맥에 삽입한 중심정맥 캐뉼라는 중심정맥압을 측정하는 목적으로 삽입
 → 48~72시간 마다 교환. 그렇지 않은 경우 매일 관찰, 48~72시간 마다 드레싱

3) 수액세트 관리
① 수액세트는 48시간 마다 교환
② 고영양 수액요법 세트 24시간 마다 교환
③ 혈액, 혈액성분제제, 지질제는 매 병마다 수액세트 교환

5. 기관절개 환자의 관리

1) 기관절개 부위가 아물어서 피부와 기관 사이에 육아조직이 형성될 때까지는 양손에 멸균장갑을 끼거나 멸균된 기구를 이용하여 무균적으로 다룬다.
2) 기관절개술 후 첫번째 튜브교환은 48시간 이후에 시행하고, 이후에는 72시간마다 멸균이나 강하게 소독된 튜브를 무균적으로 교환
   기관절개부위의 드레싱은 적어도 매일 또는 필요시 자주 교환

6. 항균제 내성균 감염관리

내성균의 분리확인 및 연락 : 임상병리과에서는 항균제 내성균이 분리되면 이를 즉시 병실과 감염관리담당에게 연락한다. MRSA의 경우에는 따로 연락하지 않음.

콕~! 찍어주기

※ MRSA, VRE같은 경우 약어로도 종종 출제된다.
감염관리 방법 : 접촉주의
MRSA (Methicillin-Resistant Staphylococcus Aureus)
VRE (Vancomycin-Resistant Enterococci)

1. 접촉주의
미생물이 간접 혹은 직접접촉으로 전파되는 것
환자의 치료환경에서 피부간의 접촉과 감염성 미생물을 가진 환자와의 접촉을 통해 일어나며 간접접촉은 환경 내 오염된 물체와 감수성이 있는 환자와의 접촉시 일어난다.

2. 감염예방을 위한 간호지침
(1) 병실 : 일인실 또는 같은 환자들끼리 코호트
(2) 장갑착용 및 손씻기
 • 혈액이나 체액에 오염시, 환자 접촉 전후, 장갑을 벗은 후의 손씻기 외에도 방에 들어갈 때 장갑 착용
 • 오염된 물체나 분비물 접촉 후에는 장갑을 교환
 • 나올 때는 장갑을 벗고 손소독 실시. 장갑을 벗은 후에는 손이 다시 오염되지 않도록 주의
(3) 가운
 • 혈액이나 체액으로 복장이 오염될 가능성이 있는 경우 외에도 환자, 환자물품, 환자 주위 환경과 접촉시에는 가운 착용.
 • 방을 나오면서 가운을 벗고 의복이 오염되지 않도록 주의
(4) 환자이송 : 가능한 적게 하고 주위환경이 오염되지 않도록 주의
(5) 환자 사용 의료기구 : 재사용 물품은 별도로 사용, 다른 환자와 공동 사용시 소독 실시

1) 격리의 시작과 해제
   (1) 시행기준 및 방법
      ① 환자 담당의사의 판단에 따라 시행하며, 격리사유와 방법에 대하여 환자와 보호자에게 담당의사와 간호단위 책임자가 설명한다.
      ② 격리환자임을 나타내는 스티커를 환자 차트와 병실 이름표에 부착
      ③ 감염(infection)과 균집락(colonization)의 경우가 모두 해당
   (2) 해제의 기준
      내성균에 의한 감염이 치유되고 더 이상 균주가 분리되지 않는 것으로 하며, 각 균주별 기준은 다음과 같다.
      ① MRSA - 원래 분리되던 부위, 비강에서 1주일 간격으로 2회 이상 음성
      ② VRE - 원래 분리되던 부위와 대변에서 1주 간격으로 3회 이상 분리되지 않는 경우(단, 환자 상태가 양호한 경우는 3~4일 간격으로 3회 실시)
   (3) 간호단위에서의 격리방법
      ① 격리 또는 코호트해야 한다.

> **참고** ※ 코호트
> 같은 균이 나오는 환자(다른 감염은 없어야 한다)끼리 한 장소에 모아서 격리하는 방법

      ② 역격리 국시
         병원균이 있는 환경으로부터 환자를 격리시키는 것으로 면역기능이 극도로 저하된 환자를 오염원이 있는 일반 환경으로부터 격리하여 먼지가 없이 청정한 공간에서 보호
         백혈병이나 재생 불량성 빈혈, 극심한 백혈구 감소증, 항암화학요법 후 면역기능이 저하된 환자, 조혈모 세포이식 환자 등이 이에 해당된다.

My career as a nurse is very rewarding,
but my avocation is fashion design and sewing.

간호사로서 나의 직업은 매우 보람이 있지만, 내 취미는 패션디자인과 바느질이다.
- Memo note 중에서 -

part_3 분야별 간호중재

I. 성인간호학
1. 신경계
2. 호흡기계 I
3. 호흡기계 II
4. 순환기계
5. 소화기계
6. 내분비계
7. 근골격계
8. 면역 및 조혈계
9. 비뇨기계
10. 기타
11. 수술환자
12. 응급간호

II. 모성간호학

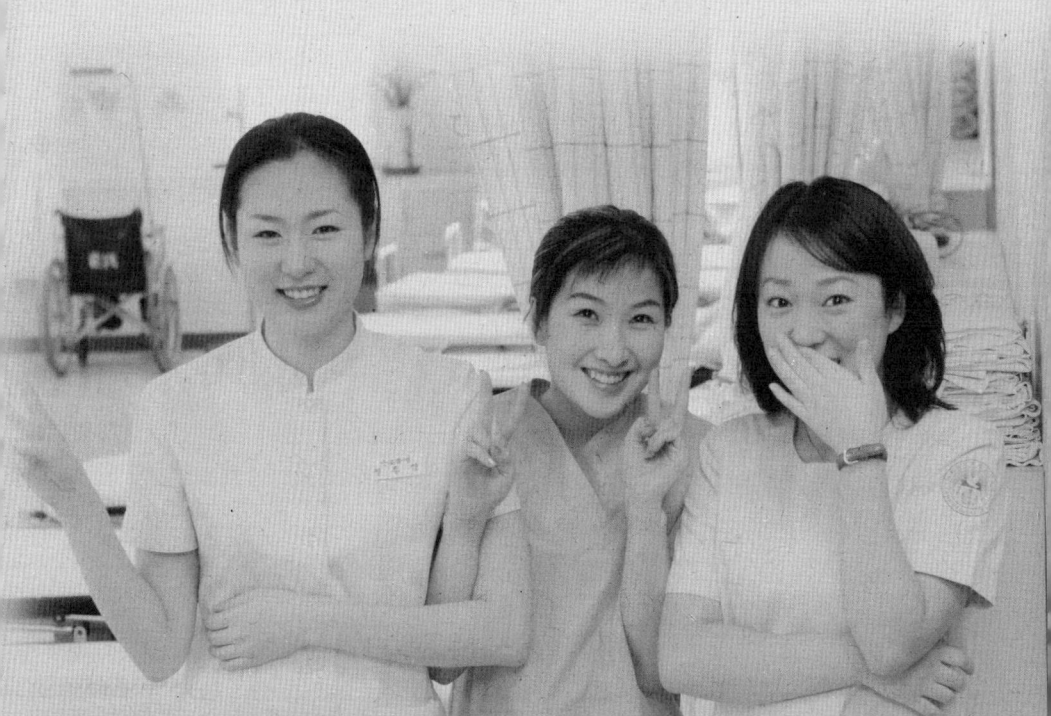

PART_3
분야별 간호중재

I. 성인간호학

1. 신경계

> **선배들의 한마디**
> 신경계에서는 의식사정 방법과 뇌압상승 환자간호에 관련된 문제는 구술시험으로도 자주 출제되고 국가고시 시험과도 관련이 깊다.
> 관련 검사 중에는 여러 가지가 있지만 뇌압상승과 관련하여 요추천자가 가장 많이 시행되는 시술 & 검사이므로 요추천자도 같이 연결하여 공부해야 한다.
> 또한 본 장에서는 깊이 다루지 않았지만 뇌졸중 환자간호도 자주 출제되므로 뇌졸중 환자간호에 대해서 숙지하고 있어야 한다.

▶▶▶ **병원면접기출문제**

1. 혼미에 대해 설명해 보시오.
2. GCS 사정방법과 자극하는 순서에 대해 설명해 보시오.

> **콕~! 찍어주기**
> ※ 의식사정
> 의식수준에서는 특히 혼미에 대한 설명을 종종 물어보며 의식사정(GCS)방법에 대해 질문이 들어오기도 한다.

(1) 의식사정
① 단계별 의식수준
㉮ 명료 : 감각에 대해 충분하고도 적절히 반응하는 정상적인 의식상태
㉯ 경면 : 기면상태. 즉, 졸음이 오는 상태로 자극에 대한 반응이 느려지고, 불완전하며 환자로부터 반응을 보기 위해서는 자극의 강도를 증가시켜야 한다.
㉰ 혼미 : 계속적이고 강한 자극 즉, 큰 소리를 지르거나 통증을 주거나 밝은 광선의 자극을 주면 반응을 나타낸다. 이 때 간단한 질문을 하면 한두마디 단어로 대답을 하기도 한다.
㉱ 반혼수 : 자발적 움직임은 거의 없고 강한 통각을 주었을 때 이를 피하려는 반응을 보인다. 신음소리를 내거나 말을 중얼거리기도 한다.
㉲ 혼수 : 모든 자극에 반응이 없다. 자발적 운동이 전혀 없고 사지의 수동운동에도 저항이 없다. 그러나 뇌의 연수는 기능을 유지하고 있으며, 동공의 대광 반사는 존재한다.

영역		반응	점수
eyeopening response (개안 반응)	spontaneous	자발적으로 눈을 뜬다.	4
	to speech	불러서 눈을 뜬다.	3
	to pain	통증 자극에 눈을 뜬다.	2
	none	전혀 눈을 뜨지 않는다.	1
verval response (언어반응)	oriented	지남력이 있다.	5
	confused conversation	대화가 혼돈되어 있다.	4
	inappropriated ward	용어 사용이 잘못되어 있다.	3
	incomprehensible sounds	이해 불명의 말을 한다(신음소리).	2
	none	전혀 반응이 없다.	1
motor response (운동반응)	obey command	지시에 따라 움직인다.	6
	localizes to pain	통증 부위를 지적한다.	5
	withdraws to pain	통증 자극에 적극적으로 피하려는 반응을 한다.	4
	abnormal flexion	이상 굴곡 반응	3
	abnormal extension	이상 신전 반응	2
	none	반응이 없다.	1

② Glasgow Coma scale
㉮ 최고점 15점, 최하점 3점
ⓐ 3점 : 완전 혼수

ⓑ 7점 : 거의 혼수
　　　ⓒ 10점 : 의식명료
　　　　　참 고　Intubation 상태 = VE T / cannular 갖고 있을 때 = VT
　㉯ 자극 제공 순서
　　　ⓐ 청각자극(정상적 목소리 → 큰 목소리나 다른 목소리) ⇒ 촉각자극 (약한 touch → pain stimuli)
　　　ⓑ 주로 자극을 주는 부위 : 손, 발톱의 nail bed, 승모근이나 비복근, 흉골을 주로 문지른다.
　㉰ pupil size & light reflex (P/S & L/R)
　　　ⓐ 눈 사정은 매우 중요하다(특히 무의식환자나 sedation 환자일 경우).
　　　ⓑ 동공의 크기와 양측 동일성은 동안 신경의 기능을 평가

▶▶▶ 병원면접기출문제

pupil reflex를 담당하는 신경은 어느 신경인가?

> **콕~! 찍어주기**
>
> ※ pupil size & light reflex를 담당하는 동안신경은 4개의 안구근과 안검거근, 동공조절을 하는 곳이다. 안구를 상하로 움직이고 눈꺼풀을 올리고 동공조절을 하는 운동지각 신경이다.

③ 양쪽 안검을 들어올려 동공크기의 대칭성을 확인
　동공이 빛에 반응하는지 그리고 반응이 활발한지 느린지를 판단하기 위하여 각각의 눈에 따로 빛을 비춘다.
　뇌탈출로 인한 동안 신경의 압박은 대광 반사의 저하로 동공확장을 야기한다.
　뇌간 손상시에도 대광 반사가 상실된 상태에서 동공수축이나 동공확장이 일어난다.
　㉮ 동공 크기
　　　ⓐ 양 동공의 크기는 같고 직경은 2~6mm, 평균은 3.5mm
　　　ⓑ light를 비추기 전에 관찰한 크기를 기록한다.
　　　　- pinpoint : 마약 투여 후, sedation 상태, pontine hemorrhage가 있을 때
　　　　- small : 환한 곳에서, pontine hemorrhage, ilateral diencephalic lesion and metabolic coma일 때
　　　　- midpostion : 정상
　　　　- large : 어두운 곳에서
　　　　- dilated : 비정상 , bilateral & fixed상태라면, death에 준하는 terminal stage임
　㉯ 모양
　　　ⓐ round - normal

ⓑ ovoid - 뇌압상승시
ⓒ key hole - 백내장, 녹내장 수술 후
ⓓ irregular
㉰ 동공반응
ⓐ prompt - 빛을 가하면 동공크기가 줄어든다.
ⓑ fixed - 빛을 가해도 동공크기 변화가 없다.
ⓒ sluggish -빛을 가한 후 동공 크기가 서서히 줄어든다.
ⓓ hippus - 빛을 가한 후 동공 크기가 커졌다 작아졌다 한다(동공동요).

(2) 뇌압 상승환자의 간호

▶▶▶ 병원면접기출문제

1. ICP 상승 환자의 간호 중재에 대해 말해 보세요.
2. ICP 상승 환자 간호시 피해야 할 사항은 무엇인가?
3. 유두부종에 대해 설명해 보세요.
4. ICP 3대 증후는?
5. 쿠싱 반사란 어떤 것인가?
6. ICP 정상치와 full term은?

① 원인
  ㉮ 두개강내의 혈액량 증가
  ㉯ 뇌척수액량의 증가
  ㉰ 공간점유성 병소(종양, 농양, 혈종 등)
② 두개강내압의 정상수치
  ㉮ 요추천자시 : 상한치 - 200mmH$_2$O , 하한치 - 50mmH$_2$O
  ㉯ 뇌실내 측정시 : 10~20mmHg
③ ICP 상승시 3대 증후
  두통, 구토, 유두부종

> 콕~! 찍어주기
> ※ ICP 상승시 3대 증후는 단답형 구술 시험으로 출제된다.

④ 그 외 증후
  현기증, 인격변화, 외전 신경마비, 기억장애, 복시 및 광선 혐기, 이명, 동공변화(고정, 확대, 느린 반응, 비대칭성), 고체온증
  ㉮ 두통 : morning headache의 형태(수면중 혈중내 이산화탄소의 농도 증가), 이차적으로

뇌부종, 뇌종창이 발생할 수 있다.
⇒ 뇌혈관 확장 – 투사성 구토

> 콕~! 찍어주기
> ※ 유두부종과 관련된 문제는 종종 출제된다.

④ ICP 상승시 급성기 증상
  ⓐ 쿠싱반사 : 혈압 상승(수축기압의 상승, 이완기압은 정상이거나 저하, 맥압의 증가), 확실하고 천천히 뛰는 서맥(분당 40~60회), 호흡이 늦어지고 깊어지는 증상(Morphine Sulfate는 연수 기능이 저하되므로 ICP상승 환자에게는 금기), brain herniation을 초래
  ⓑ 유두부종 : ICP상승 때문에 기계적으로 중심망막 정맥에 압이 가해져서 정맥울혈 발생
- 급성기 유두부종 대신 유두주위의 망막 출혈을 관찰할 수 있다.
- 두개내압 증가로 발생된 유두종창은 전형적으로 양측이나 가끔 비대칭적이며, 수초간 진행되는 일시적 시력손실(시력몽롱)과 수평복시를 동반한다.
- 유두부종이 만성화된 시신경 위축, 시력장애와 시야 손상은 뒤이어 일어난다.
- 증가된 뇌압은 종양, 염증성 질환 또는 특발성 가성 뇌종양(양성 두개내 고혈압)에 의해 생긴다.

⑤ 전반적인 간호중재

> 콕~! 찍어주기
> ※ CPP, MAP, ICP는 약어로도 출제되고, 정상치와 공식은 알고 있어야 한다.
> 압력파동 같은 경우에는 면접 구술시험 혹은 필기시험에 출제되기 보다는 실제 임상에서 유용하게 사용할 수 있는 자료이다.

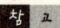 ※ CPP = MAP – ICP
1. Normal brain CPP : 30mmHg
2. Injured brain CPP : 50mmHg
3. CPP : Cerebral Perfusion Pressure
4. MAP : Mean atrial Pressure
5. ICP : Intra Cranial Pressure

㉮ 고탄산증과 저산소증을 예방(morphine 사용 금지)하고 과도호흡 유도, 수분제한으로 약간의 탈수 상태 유지
㉯ 약물요법: mannitol, glycerol 정맥주입, 이뇨제, corticosteroid, 항경련제, 진통제 등을 투여한다.
㉰ 영양요법: • 뇌손상 시 많은 혈당과 영양소가 필요한 상태.
  • 가급적 빠르게 영양공급이 필요.
  • 정맥내 수액 공급시 → 고장액 정맥 주입 & 수분섭취 제한.
    (단, 등장성 용액주입은 안됨.)
㉱ CSF가 상승하므로 15~20° 머리를 상승시킨다.
㉲ 신진대사를 감소시키기 위해 저온요법을 사용한다.
㉳ 뇌혈량을 감소하기 위해 과호흡을 유도한다.
㉴ 뇌조직으로부터 수분제거를 위해 삼투성 이뇨제를 투여한다.
㉵ 두통이나 체온상승 시에는 Acetaminophen을 사용한다.
㉶ 마약성분의 약물은 증상을 가리므로 처방을 하지 않는다.
㉷ ICP monitoring 압력측정을 한다.
  ⓐ 변환장치의 정확한 위치설정 : Monro공의 수준(귀로부터 약 1 inch 위)
  ⓑ 매 15~1시간마다 측정하고 기록
  ⓒ 매 시간마다 뇌관류압의 값을 측정한다.
  ⓓ 압력파동을 관찰한다.
    - 뇌척수액 배액에 따른 반응, 배액 기간, 뇌척수액의 색을 기록한다.
    - 매 4~8시간마다 두개내압이 부정확할 때 장치를 교정하고 균형을 맞춘다.
    - 압력측정이 불가능하거나 파형이 부정확한 경우 장치의 문제를 해결한다.

참고
1. A파동(고명부 혹은 랜드버그 파동)
  • 여러 길이의 간격을 두고 나타남.
  • 자주 50mmHg(65CmH$_2$O) 이상 올라가며 5~20분 이상 지속
  • 보통 기준압력이 상승된 환자에게 나타남.
2. B파동(A파동에 이어 진폭과 기관이 모두 증가하며 예후는 안 좋음)
  • 작은 간격 진동을 가지고 A파동보다 진폭이 작다.
  • 2~5/min의 간격과 20~50mmHg 범위로 규칙적으로 나타난다.
  • 호흡의 변화(체인스톡)시 같이 반응하며 A파동에 앞서 나타날 수도 있다.
3. C파동
  • 알려진 임상적 관련없이 압력의 리듬성이 있는 빠른 진동이다.
  • 압력은 6/min 간격으로 20mmHg에 이른다.

⑥ 삽입부위의 간호
　㉮ Povidone-iodine용액으로 부위를 세척하고 Gauze apply - Aseptic Technique 이용
　㉯ 드레싱은 72시간마다 혹은 오더가 변경된 경우, 필요시 마다하고 발한이 심한 경우 자주 갈아준다.
　㉰ 드레싱이 더럽거나 젖은 것은 피한다.
　㉱ 각 교대마다 드레싱이 견고하고, 폐쇄적이고, 깨끗하고, 건조한지 검사한다.
⑦ 두개내압 상승을 방지하기 위한 간호　국 시
　두개내압 상승 환자가 피해야 할 사항

> **콕~! 찍어주기**
> ※ 두개내압 상승을 방지하기 위한 간호에 대해서는 신경계 부분에서 해마다 출제되는 문제이므로 필히 숙지하고 있어야 한다.

　㉮ 흡인 전 산소를 공급 : 흡인은 15초 이내, 과도한 기침은 피한다.
　㉯ 30~40°로 머리를 상승시킨 다음 자세를 유지한다.
　　※ 머리를 상승시키는 이유(목적)
　　　ⓐ 뇌척수액 순환증진
　　　ⓑ 정맥성 울혈 경감
　　　ⓒ ICP상승의 예방과 완화
　　　ⓓ 두통완화
　　　ⓔ 뇌내압의 감소와 정맥으로 귀환하는 혈류량을 증가시켜 정맥 배액을 촉진하여 뇌압 상승 증상을 완화하게 된다.
　㉰ 환자의 머리를 중립적인 자세로 유지 : 베개 사용 금지(머리 옆으로 기울어짐 방지)
　㉱ 체위변경시 환자의 몸 전체를 한꺼번에 변경한다.
　㉲ 심한 고관절 굴곡을 피한다.
　㉳ Valsalva maneuver의 사용을 피한다(특히 배변시).
　　• 환자의 배변의 빈도와 굳은 정도를 모니터한다(필요시 대변 완화제 투여).
　　• 만약 환자가 깨어있다면 체위 변경하는데 돕지 않도록 한다(체위변경 동안 숨을 내쉬도록 가르친다).
　㉴ 정상체온을 유지한다.
　㉵ 발작이 있으면 즉시 치료
　㉶ 폐 간호 제공 : 저산소증과 과탄산증 예방
　㉷ 수분과다를 피한다 : 저나트륨혈증을 주의
　㉸ 환경의 소음을 줄인다.
⑧ 주치의에게 보고해야 할 사항
　㉮ 두개내압의 상승이 치료에 반응이 없을 때
　㉯ 측정장치가 가능하지 않을 때

ⓓ 체온과 백혈구 수치의 급격한 상승
　　ⓔ 신경학적 상태의 변화
　　ⓕ 삽입 부위의 뇌척수액의 누수

(3) 요추천자(lumbar puncture) = spinal tapping 환자 간호

> **콕~! 찍어주기**
>
> ✱ 목적
> ① 뇌척수액 압력 측정 ② 뇌척수액 채취 ③ 뇌압감소 ④ 국소마취 ⑤ 약물투여

① 적응증
여러 신경계질환을 진단하기 위해 매우 긴요한 뇌척수액을 제공할 뿐만 아니라, 교통성 뇌수종(communicating hydrocephalus), 뇌척수액 누관(CSF fistula)의 경우 뇌척수액을 일정량 배액시켜 뇌척수 압력을 감소시키는 치료목적으로도 응용된다.
그러나 임상적으로 뇌압상승이 의심되는 경우에는 요추천자를 실시하지 않는 것이 좋다. 왜냐하면 요추천자 시술시 아주 작은 바늘을 이용한다 하더라도 그 구멍을 통해 상당량의 뇌척수액이 새어나와 대뇌탈출(herniation)을 유발시킬 위험성이 있기 때문이다.

② 요추천자 시 간호중재
　㉮ 시술 전 간호
　　ⓐ 검사절차와 검사절차 후 과정 설명 : 바늘이 척수 아래 삽입되기 때문에 척수에 바늘이 들어가서 마비를 일으키지 않을 것임을 확신시켜 준다.
　　ⓑ 검사 전 소변, 대변을 보게 함.
　　ⓒ 검사 중 움직이지 않도록 교육한다. 정확한 자세를 도와준다.
　　ⓓ 환자의 무릎을 가슴 가까이 끌어당기고 고개를 숙여 가능하면 척추판이 넓게 되도록 한다. 이 때 척추관이 틀어지는 것을 막기위해 등이 침대에 수직이 되도록 자세를 잡는다.
　㉯ 시술 방법
　　ⓐ 부위를 정한다. 일반적으로 양쪽 장골능선(ilicac crest) 사이 일직선을 이루는 L3-L4간 위치가 가장 흔히 사용된다. 그러나 척수의 끝은 척추 L1부위에서 끝나므로 L2-L3 또는 L4-L5, L5-S1 등 모든 부위에서 요추천자를 시행할 수도 있다.
　　ⓑ 표피를 소독한다. 요추천자를 실시하고자 하는 표피를 깨끗이 소독한 후 국소마취시킨다.
　　ⓒ 바늘을 찌른다.
　　　요추천자바늘(Needle굵기 - 성인 20gauge)의 끝부분 및 안쪽 침(stylet)상태를 확인하고 정해진 표피를 살짝 찌른 후 피검자의 머리 방향을 향해 바늘을 전진시킨다. 이 때 바늘의 전진방향은 가시돌기(spinous processes)와 평행이 되도록 한다. 바늘이 인대(ligamentatum), 경막(dura), 지주막(arachnoid) 부위를 통과할 때 약간의 저항감을 감지할 수 있다. 바늘을 찌르다 뼈에 닿으면 방향을 바꾼 후 다시 실시한다.

ⓓ 뇌척수액을 채취한다.
바늘의 안쪽 침(stylet)을 빼내고 척수액을 받는다. 바늘이 지주막하 부위에 위치하여도 바늘의 경사방향이 신경근에 닿는 경우 뇌척수액이 흘러나오지 않을 수도 있다. 이런 경우에는 바늘의 방향을 조금씩 돌려본다.
㉰ 시술 후 간호
ⓐ 검사 후 안정시킨다.
검사가 끝나면 6~8시간 정도 누운 상태를 유지하는 것이 안전하다. 때에 따라서는 요추천자 후 바늘구멍을 통해 뇌척수액이 누출되어 환자는 요추천자 후 두통을 호소할 수도 있다. ⇒ 베개 사용금지, 두통이 심하면 두통제거를 위한 투약 실시
ⓑ 검사 후 신경학적 변화, 환자의 사지움직임, 주사부위의 통증, 주사부위의 혈액이나 뇌척수액 배출, 배뇨능력 등을 사정한다. 이상이 있으면 의사에게 알린다.
ⓒ 금기가 아니라면 수액을 공급한다.

③ 금기사항
㉮ 비협조적인 환자
㉯ 뇌압상승환자(요추천자시 뇌와 소뇌가 탈뇌를 할 수도 있다.)
㉰ 심한 퇴행성 척추관절환자 : 바늘 삽입의 어려움
㉱ 정신지체질환에 빠지기 쉬운 환자
㉲ 요추천자 부위 근처의 감염환자에 의해 뇌막염이 발생할 수 있다.

(4) Paraplegia와 Hemiplegia의 차이

▶▶▶ 병원면접기출문제

Paraplegia와 Hemiplegia의 차이에 대해 설명해 보세요.

콕~! 찍어주기

※ Paraplegia와 Hemiplegia의 차이는 신경계 파트의 임상증상 중 애매모호하게 받아들일 수 있는 개념으로 신경계 파트의 질환들을 이해하기 위해서는 기본으로 알고 두 단어의 차이를 구분할 수 있어야 한다.

① 양측하지마비(Paraplegia)
• 상지는 이상 없이 양측 하지의 쇠약이나 마비상태를 의미한다.
• 양측하지마비는 척수, 척수근, 그리고 말초신경의 질환에서 가장 흔하게 나타난다.
• 대뇌의 원인들 중에는 방사상종양이나 뇌수두증(hydrocephalus)이 다리의 약화를 유발한다.

② 반신마비(Hemiplegia)
- 팔, 다리 그리고 때때로 얼굴의 한 측면에서의 힘의 소실은 마비의 분포 중 가장 흔한 것이다.
- 드문 예외(소아마비나 운동신경계 질환의 몇 경우)를 제외하고는, 이러한 마비형태는 하행성 운동신경로의 침범 때문이다.
- 반신마비를 유발하는 병변의 위치나 수준은 관련된 신경학적 소견으로부터 유추될 수 있 다.

(5) 파킨슨씨병
진전마비라고도 하는 CNS 에 장애를 가져오는 진행성 질환이다.

▶▶▶ 병원면접기출문제

파킨슨씨병에서 L-dopa와 관련 되어 환자에게 설명해야 할 사항은?

① 원인
  ㉮ 뇌염 후
  ㉯ 외상
  ㉰ 일산화탄소 중독
  ㉱ 망간(Mn)이나 수은 중독
  ㉲ 약물중독(정온제)
  ㉳ CNS혈관계의 죽상경화증
  ㉴ 노화
② 임상증상 : 처음 몇 년간은 빠르게 진행되고 그 이후에는 서서히 진행된다.
  ㉮ 진전 : 구슬에 굴리는 것 같은 모양
      손가락 → 손 → 신체 다른 부위 정서적 긴장, 피곤, 추위시 더 심해진다.
  ㉯ 머리는 앞으로 굽어지고, 어깨는 웅크러지며, 척추는 전방으로 활같이 굽어진다.
  ㉰ 보행장애 : 출발이 어려운 느린 종종걸음으로 점점 가속된다.
  ㉱ 얼굴표정이 고정(mask like face)
  ㉲ 목소리가 단조로워짐.
  ㉳ 먹는 것, 씹는 것, 삼키는 것, 눈 깜빡이는 것이 둔해진다.
  ㉴ 동맥경화가 원인인 환자는 지적 능력 상실은 없다.
③ 치료 및 간호
  ㉮ 간호의 목표 : 환자가 자가간호 결핍을 조절할 수 있게 도와주며 신체상의 변화를 받아들이도록 돕는 것이다.
  ㉯ 기동성은 반드시 유지되어야 하며, 목적 있는 활동은 진전을 없애거나 감소시킬 수 있으나 침상안정은 경축 및 근위축을 초래한다.
  ㉰ 보행훈련시 발을 질질 끌지 않고 발꿈치, 발바닥, 발끝의 순서로 내려놓으면서 걷도록 교

육한다.
④ 간호중재
㉮ 증상완화를 위한 간호
㉯ 물리요법 : 근육강직 예방을 위해 계획된 운동과 휴식이 중요하다.
㉰ 콜린억제제, levodopa
㉱ 외과적 치료 : 시상과 기저신경절의 뇌조직 일부를 파괴(전기소작, 초음파, 동결)
㉲ 변비 : 규칙적인 배변습관을 기르고 수분섭취를 권장하며 섬유소가 많은 음식을 섭취하도록 한다.
㉳ 영양 : 음식을 천천히 먹을 수 있도록 하고 소량을 자주 공급하여 부족한 칼로리와 광물질 성분을 보충시켜 주도록 한다.
㉴ 환자교육 : 질병의 병리과정 및 증상, 계속적인 운동과 보행의 필요성
⑤ L-dopa
혈액-뇌 관문을 통과하는 dopamine의 전구물질인 levo-dopa(L-dopa)을 투여하면 뇌 속에서 dopamine으로 전환되어 dopamine의 부족을 보충한다.
㉮ 효과
무동증(akinesia)증상에 가장 효과적이어서 가면 같은 얼굴모습이 사라지며, 동작을 시작하고 돌리고 멈추는 동작을 보다 신속하게 할 수 있게 된다.
장기간의 치료시 진전 증상을 다소 완화시킬 수 있다.
㉯ 방법
ⓐ 소량의 L-dopa를 나누어 투여함으로써 진전증상이 갑자기 나타났다가 소실되는 현상을 피할 수 있다.
ⓑ 구강으로 섭취한 L-dopa가 뇌에 이르기 전에 대부분 파괴되므로 carbidopa(sinemet)를 함께 투여함으로써 L-dopa의 중추성 효과를 높이고 부작용으로 초래되는 오심과 구토를 감소시킴.
㉰ 금기 및 주의사항
ⓐ 비타민 B_6를 포함한 비타민제의 복용은 금하도록 함(Why? 비타민 B_6가 L-dopa에 대한 길항작용을 하기 때문).
ⓑ 비만 주의 : 지방세포가 L-dopa를 불규칙하게 흡수하기도 하고 방출하기도 한다.
ⓒ 알코올 섭취 주의 : 두잔 이상의 포도주나 맥주를 마시는 것은 피하도록 한다.
(알코올이 L-dopa 효과에 길항작용을 하며, 우울 등의 부작용이 증가되기 때문)
ⓓ 고단백 섭취 주의 : 장의 내부나 혈관-뇌 관문에서 흡수될 때 다른 부수적인 단백질과 경쟁함으로써 아미노산인 L-dopa의 효과를 차단한다(우유, 돼지고기, 생선, 고기, 치즈, 땅콩류, 계란, 콩제품, 해바라기씨, 여러 가지 곡류에 포함된 단백질 식품을 제한하도록 교육).
ⓔ 카페인 섭취 제한 : 비정상적인 신체활동을 증가시킬 수 있기 때문

(6) 뇌졸증
뇌혈관질환 중 가장 흔하며, 또한 뇌장애를 일으키는 가장 흔한 원인이다.

① 원인
　㉮ 혈전 : 주로 죽상경화증에 의해 발생
　㉯ 색전 : 응고된 혈액파편, 종양, 지방덩어리, 세균
　㉰ 경련 : 동맥수축으로 인해 발생
　㉱ 출혈 : 고혈압, 두개내압 상승
　㉲ 압박 : 종양, 혈종, 뇌부종

② 임상증상
　㉮ 전조증상 : 정신혼돈, 기면, 현기증, 시력장애 - 누구나 다 느끼는 것은 아니다.
　㉯ 영향 받은 부위의 위치와 크기에 따라서 색전증과 함께 갑자기 나타나기도 하고, 출혈과 혈전증과 함께 좀 더 서서히 일어나기도 한다.
　㉰ 전신적 증상 : 두통, 고혈압, 의식수준의 변화, 경련, 구토, 경부강직 느린 bounding pulse, 체인스톡 호흡
　㉱ 국소적 증상 : 운동피질 내의 상부운동신경 병소 그리고 추체로, 반측부전마비, 반신불수, 안면마비, 언어장애, 뇌기능장애, 병소 반대측의 동공이 이완된다.
　㉲ 잔여증상
　　ⓐ 좌측 반구의 병소 : 대개 우세반구의 병변부위 언어중추, 우측반구, 운동성, 감각성 실어증, 행동은 느리고, 신중하고 무질서하다.
　　ⓑ 우측 반구의 병소 : 좌측 반신불수, 공간에 대한 인지결손, 행동은 충동적이고 빠름, 결손을 깨닫지 못함. 능력의 판단부족 제한성, 마비된 부위를 무시하게 됨.
　　ⓒ 전신적 : 기억결손, 감정의 기복이 심함, 시력결손, 실행증
　㉳ 사망원인 : 심장기능 부전(연수의 기능부전), 호흡기계 감염

③ 간호
　㉮ 일차적인 간호의 목표는 생을 지지하고 합병증을 막는 것이다. 장기적인 목표는 재활임.
　㉯ 무의식 환자 간호
　㉰ 기도유지와 환기 : shock이 나타나지 않는다면 침상 머리쪽을 약간 올려준다.
　㉱ 합병증을 막기 위해 임상증상을 관찰한다.
　㉲ 최상의 자세를 유지한다.
　㉳ 피부의 통합성을 유지한다.
　㉴ 개인위생을 유지한다 : 환자 스스로 하도록 권장한다.
　㉵ 적당한 영양, 수분 그리고 전해질 균형을 유지하며, 스스로 식사를 할 수 있도록 한다.
　㉶ 배설증진
　㉷ 정서적 지지를 제공한다.
　　ⓐ 의식을 되찾음으로써 행동의 변화를 본다 : 기억상실, 감정기복 심함, 착란, 언어장애
　　ⓑ 지남력, 안심, 언어소통의 방법을 되도록 빨리 수립한다.
　㉸ 최대의 기능을 유지하기 위하여 재활을 증진한다.
　　ⓐ 이해심 있는 계획을 세운다 : 급성기 동안 시작하고 회복기를 통해 계속된다.
　　ⓑ 좌측반구, 병소와 함께 환자를 돕기 위한 안내를 제공한다.

- 학습능력을 과소평가하지 말 것
- 언어를 이해하는 능력을 사정할 것
- 손짓·몸짓을 섞어 이야기하거나 환자의 말투를 모방하여 이야기 할 것
- 정상음색으로 대화할 것
- 단순한 단계로 일을 분배할 것
- feedback을 자주 할 것
- 영향 받은 부위로 신체와 환경의 인지를 증진시킬 것

(7) 중증근무력증

▶▶▶ **병원면접기출문제**

중증근무력증 환자 간호시 보호자에게 강조해야 할 사항은?

① 정의
중증 근무력증은 신경근 접합 후부의 막에 있는 아세틸콜린 수용체의 파괴와 관련이 있는 만성 자가면역성 질환이다.

② 원인
아세틸콜린의 수용체의 수가 감소되고 항아세틸콜린 수용체 항체가 경쟁적으로 수용체와 결합하여 아세틸콜린에 의한 화학적 전달이 차단됨으로써 수용체전압이 활동전압을 생성시킬 만큼 충분히 형성되지 않아 근수축력이 감소하게 된다.

③ 병리
㉮ 항아세틸콜린 항체가 아세틸콜린 수용체와 결합하여 아세틸콜린의 부착 억제
㉯ 근무력증 환자의 혈청 IgG는 아세틸콜린 수용체의 저하율을 2~3배 증가시킴.
　ⓐ 아세틸콜린 수용체가 근육세포막에서 덩어리로 모임.
　ⓑ 세포내 이입과정을 통해 세포내로 들어가 없어짐.
㉰ 신경 접합부 후부에서 보체 - 매개성 파괴 등의 과정을 통해 신경근 접합부의 전달 과정이 장애
㉱ ㉮,㉯번 과정은 접합부 후부의 아세틸콜린 수용체의 총 개수를 줄이는데 기여한다.

④ 임상증상
㉮ 근력 약화, 안검하수, 복시
㉯ 안면 표정근이 침범되면 안면운동이 비정상적으로 되어 마치 비웃는 듯한 표정과 입을 벌린 듯한 모습이 된다.
밝은 빛에 노출되거나 체온이 상승되는 경우 증상이 악화되며, 반대로 체온이 낮은 상태에서는 증상이 호전된다.
㉰ 지각장애, 구음 장애, 머리를 가누지 못함.

㉭ 근무력 위기
　ⓐ 증상
　　• 중증 근무력이 빠르게 악화되어 수 시간내로 호흡곤란과 사지마비가 초래된다.
　　• 안절부절, 발한, 진전
　ⓑ 치료
　　인공호흡기 치료, 혈장교환술 이용, 면역 흡착법과 경정맥 감마 글로불린 치료법

(8) 메니에르 증후군 국 시
① 증상
　㉮ 현훈, 이명, 감각신경성 난청 및 귀의 충만감 없음, 오심, 구토
　㉯ 청각상실과 관련된 현기증이 반복적으로 갑작스럽게, 보통 1년에 3~4회 발생
　㉰ 몇 시간 동안 지속, 완전히 환자를 무력하게 한다.
　㉱ 초기 청각상실 정도는 수시로 변한다. but, 점차적, 영구적이 되고 몇 년에 걸쳐 악화된다.
② 원인 : 정확한 원인은 알려지지 않음.
　㉮ 내림프의 비정상적 흡수 및 생성과 관련이 있음.
　㉯ 달팽이관의 종창과 천막점막의 파열과 코르티기관의 파괴는 점진적인 청각상실의 원인임.
③ 치료 : 이뇨제 투여, 소금과 수분제한
　㉮ 국소적인 혈관수축을 위한 항히스타민제 & 니코틴산 투여 → 내림프의 양을 감소
　㉯ 진정제와 항불안제가 정신적 징후를 경감시키기 위해 사용
　㉰ 급성 발작시 자율신경계 차단제인 atropine sulfate를 투여 → 증상 경감

2. 호흡기계 Ⅰ(흡인간호, 산소요법)

> **선배들의한마디**
> 호흡기계는 기본간호를 제외한 전공과목 질문들 중에서 가장 많이 출제되는 파트이다. 효율적인 학습을 위해 기본간호와 관련된 산소요법과 흡인간호를 같이 연결시켜 놓았다.
> 자주 출제되는 문제로는 흡인간호가 가장 비중이 크고 그 다음으로는 흉관배액법과 흉관 삽입 간호, 흉곽물리요법 등이 있고, 간단한 구술시험으로 저산소증과 ABGA 정상치와 full name 대한 질문들이 있을 수 있다.

▶▶▶ 병원면접기출문제

호흡기 물리요법 중 타진법과 진동법을 직접 시행해 보세요.

(1) 흉곽물리요법
폐 분비물을 이동시키기 위하여 이용하는 치료법
① 종류
㉮ 체위배액법
폐와 기관지의 특수물질로부터 기관속으로 분비물을 끌어내는 체위요법을 사용하는 것
모든 대상자가 모든 폐분절의 체위배액을 필요로 하지 않기 때문에 간호사는 임상적 사정
결과를 기초로 하여 방법을 결정한다.
예를들면, 좌측하엽의 무기폐인 대상자는 영향을 받은 부위만의 체위배액을 요하는 반면,
낭포성 섬유종을 가진 어린이는 모든 폐분절의 체위배액을 요할 수 있다.
ⓐ 방법
- 경타법 & 진동법을 함께 시행한다.
- 타진과 진동법의 사용은 대상자의 임상적인 상태를 기초로 하여 결정된다.
- 간호사는 계속 체위변경에 대한 대상자의 반응을 평가하고, 호흡곤란을 악화시키거나 다른 증상을 일으키는 체위는 중지시켜야 한다.
ⓑ 금기
폐출혈, 뇌압상승 및 조절할 수 없는 저산소증은 Trendelenberg씨 체위를 금기시킴.
ⓒ 체위배액 주의점
- 식후 2시간 이후 또는 식전에 하는 것이 좋다(식사 후 즉시 체위배액 금기).
- 연조직이나 척추, 통증부위에는 두드리거나 진동 금지
- 여러 부위 체위배액이 필요한 경우 폐 첨단부위의 체위배액을 중간 정도에 해야 한다.
- 체위배액 자세가 불편하거나 호흡 곤란시 자세를 변경한다.
㉯ 경타법
배액시킬 부위 위의 흉체위배액법 벽을 치는 것
ⓐ 방법
- 손은 손가락과 엄지가 맞닿도록 하여 손을 컵모양이 되도록 한 다음 흉벽표면의 타진은 흉부를 통하여 다양한 진폭과 빈도의 파동을 보낸다.
 파동의 힘은 객담의 농도를 변화시키거나 기도벽으로부터 객담을 떨어지게 할 수 있다..
- 흉부타진은 대상자의 흉벽을 향하여 손동작을 교대로 반복한다.
ⓑ 금기 : 출혈성 장애, 골다공증, 늑골이 골절된 대상자
ⓒ 주의 : 근골격 구조에 외상이 일어날 수 있으므로 견갑골이 아니라 폐 주위를 타진하도록 해야 한다.
㉰ 진동법
호기시에만 흉벽에 미세하게 흔들리는 압력을 적용하는 방법
구석에 고인 공기의 배출을 증가시키며 점액을 묽게 하도록 흔들어 기침을 유발시킨다.

> **참 고** ※ 호흡을 증진시킬 수 있는 운동소개.
> - 입술 오므리기 호흡: 작은 세기관지의 허탈을 방지하고, 폐 안의 갇힌 공기량을 감소시킬 수 있는 호흡법.
> - 복식 호흡: 횡격막을 최대로 이용하는 호흡방법

(2) 흡인 간호

▶▶▶ **병원면접기출문제**

흡인간호 목적, 필요물품, 방법에 대해 말해 보시오.

① 기도흡인 국 시

> **콕~! 찍어주기**
> ※ 흡인간호의 목적과 방법, 필요물품에 관련된 전반적인 사항에 대해 숙지하고 있어야 한다.

기도흡인은 기도내의 분비물이나 이물질을 제거하여 기도가 열려 있도록 하기 위함이다. 비강이나 구강으로 흡인튜브를 삽입하여 흡인하며, 인공기도를 삽입하고 있거나 기관절개관을 삽입한 환자는 이를 통하여 흡인하게 된다.
비강이나 구강에 사용했던 튜브와 기관절개관에 사용하는 튜브는 구별해야 한다.

㉮ 시행방법
- 1회 흡인 시 10~15초 정도로 하고 흡인 사이의 간격은 20~30초며, 흡인 전체 시간은 5분으로 제한한다.
- 카테터 삽입 동안에는 카테터를 부드럽게 돌려 주도록 한다.

㉯ 기도 흡입시 일어날 수 있는 합병증
저산소혈증, 기도 점막의 손상, 무기폐, 미주신경 자극과 지속적인 기침으로 인한 저혈압, 기도 감염

② 구강 및 비강 흡인
 ㉮ 목적
  ⓐ 기도의 청결 유지 및 가스교환을 용이하게 함.
  ⓑ 분비물로 인한 호흡 폐쇄 예방
  ⓒ 병원균의 침입으로 인한 호흡기계 합병증의 예방
 ㉯ 준비물품
  ⓐ 흡인기, Y유리관, 흡인튜브(성인 : No.12~14Fr, 소아 : NO. 8~10Fr, 영아 : 소아용 급식관), 증류수 혹은 생리식염수, 소독액(70~75% 알코올 또는 1% Zephanon)
  ⓑ 설압자나 airway, glove, alcohol sponge 또는 Zephanon sponge, 소독된 감자)
 ㉰ 흡인방법
  ⓐ 흡인기 작동을 확인 후 준비물품을 침상가로 가지고 간다.
  ⓑ 환자에게 목적과 방법을 설명한 후 협조를 구한다.
  ⓒ 장갑을 낀다.
  ⓓ 무의식 환자인 경우 설압자나 airway를 입안에 넣는다.
  ⓔ 흡인 튜브에 카테터를 연결한 후 스위치를 켜고, 카테터를 소독된 증류수나 생리식염수

에 적신다.
ⓕ 환자의 경부를 신전시킨 후 Y-유리관의 끝을 막지 않고, 비구강내로 카테터를 부드럽게 10~15cm 정도 넣는다.
ⓖ Y-유리관의 한쪽을 막고 카테터를 부드럽게 움직이며 빼내면서 분비물을 제거한다.
ⓗ 카테터 삽입시 환자의 안색이나 자극으로 증상이 있는지 주의깊게 관찰한다.
ⓘ 분비물을 제거 후 1% Zephanon sponge 로 카테터를 닦은 후 증류수 병에 넣어 통과시키고, 소독액이 담긴 병에 카테터를 넣어 보관한다.
ⓙ 흡인 끝난 후 물품을 정리하고 세척한 후 제자리에 정리해 둔다.
ⓚ 손을 깨끗이 씻는다.
ⓛ 환자의 상태, 흡인 시간, 분비물의 양, 성상을 간호기록지에 기록한다.

③ 흡인 간호의 적응증
㉮ 마취에서 덜 깨어났거나, 의식이 명료하지 않아 스스로 기침을 할 수 없는 환자
㉯ 연하장애가 있는 환자
㉰ 생산적인 가래를 뱉어내지 못하여 폐렴이나 무기폐의 위험이 있는 환자

④ 금기 : 비인두 수술환자, 무기폐환자, 미주신경자극, 심실빈맥, 심실세동, 심정지 유발

⑤ 흡인시 체위
㉮ 정상적인 구토반사를 보이는 의식이 있는 대상자는 반좌위를 취해 준다.
㉯ 구강흡인을 할 경우 머리를 한쪽으로 돌리게 한다.
　＊효과적인 흡인법
　　각 기관지를 흡인하기 위하여 간호사는 대상자의 머리를 흡인할 기관지 반대 방향으로 돌린다. 즉, 왼쪽 기관지를 흡인하려면 머리를 오른쪽으로 돌린다.
㉰ 코를 통해 흡인할 경우 목을 과신전시킨다.
㉱ 무의식 환자는 비강흡인을 할 수 있도록 목을 뒤로 젖혀 준다.

⑥ 흡인기의 압력
지나치게 높으면 기관내의 점막을 손상시키거나 저산소증의 우려가 있으므로 환자에 따라 적정 압력으로 맞춘다.
㉮ 1세 미만 유아 : 60~80 mmHg
㉯ 1~8세 소아 : 80~120 mmHg
㉰ 성인 : 120~150mmHg
㉱ 75세 이상 : 80~120mmHg

⑦ 흡인시간
㉮ 1회 흡인시간 : 흡인카테터 삽입에서 분비물을 제거까지의 흡인시간은 15초 이상을 초과하지 않도록 한다.
㉯ 총 흡인시간 : 분비물을 제거하여 기도가 깨끗해질 때까지 흡인과정을 반복하나 한 번에 3~4회 이상 흡인하지 않으며, 총 5분 이상 계속되지 않도록 한다.

⑧ 흡인 카테터의 크기와 종류 선택방법
㉮ 종류 : Rubber(8~16Fr), Straight(5~16Fr)
㉯ 크기 : 영아 5~8Fr, 어린이 8~10Fr, 성인 12~16Fr

㉰ 카테터의 구경이 너무 크면 무기폐나 저산소증을 유발하고, 너무 작으면 기도저항이 증가할 수 있으므로 환자에 따라 카테터를 선택한다.
⑨ 흡인을 중단해야 하는 경우
만약 심박동이 20회/분 이상 감소되거나 40회/분 이상 증가시 또는 심장기외수축이 관찰되면 중단한다.
⑩ 카테터 삽입의 길이
㉮ 기관내 삽관 환자 : 카테터를 약 25~30cm 정도 삽입한다.
㉯ 기관절개 삽관 환자 : 기관절개 튜브가 직접 기관에 삽입되어 카테터의 삽입길이가 기관내 삽관 경우보다 짧아 약 10~12.5cm 정도가 적합하다.
⑪ 흡인 전후 Ambu bagging을 하는 이유
환자를 환기시켜 저산소혈증을 예방하기 위함이다.
⑫ 과흡인시의 증상
㉮ 불안
㉯ 빈맥, 부정맥 : 저산소증이나 부교감신경의 자극은 심박동수와 심전도에 영향을 준다.
㉰ 저산소증 : 1회 흡인시 PaO_2는 35mmHg 정도 떨어지며 기능적 잔여용량이 감소한다.
㉱ 무기폐 : 반복된 흡인은 폐내압을 대기압 이하로 만들 수 있고 이로 인해 심각한 폐소엽 무기폐를 유발할 수 있다.
㉲ 감염 : 카테터가 기도를 여러 번 통과함으로써 bacteria colonization의 발생을 증가시킨다.
㉳ 기관지 점막손상 : 카테터를 뺄 때 계속적인 음압을 가하면 카테터 tip이 섬모가 있는 epithelial mucosa를 벗겨내 점막출혈이나 erosion을 유발할 수 있다.

(3) 흉관 삽입 환자 간호

▶▶▶ 병원면접기출문제

흉관 삽입환자 간호에 대해 말해 보시오.

① 목적
㉮ 흉막강 내의 흉막수, 혈액 혹은 공기의 배출
㉯ 흉막강의 폐쇄
㉰ 폐의 완전한 팽창
② 적응증
㉮ 기흉, 흉막수(pleural effusion), 혈흉
㉯ 개흉술 후 : pleural space에 삽입
㉰ 개심술 후 : pericardial and mediastinal space에 삽입
㉱ 흉 복부의 관통상

㉺ 기흉의 증거가 없는 늑골 골절 혹은 흉부 관통상 환자의 경우 곧 수술이 예정되어 있거나 기도 삽관 후 양압 호흡이 필요할 때
③ 준비물
절개세트와 주사기, 국소마취제(2% lidocaine), 흉관, chest bottle 준비, chest bottle 걸대
④ 흉관 삽입 환자의 간호
㉮ 밀봉흉곽배액 기구는 항상 환자의 흉곽보다 낮은 수준에 놓아야 한다.
㉯ 배액병을 교환하거나 환자 이송시 흉곽 튜브를 반드시 겸자로 잠근다.
㉰ 흉곽 튜브의 개방성을 자주 관찰한다.
㉱ 튜브는 눌리거나 꼬이지 않도록 환자의 침대에 고정하여 배액병까지 곧게 연결되어 꺾이지 않도록 한다.
㉲ 배액된 양과 색깔 등을 관찰하여 기록한다. 매일의 배액량을 배액병에 표시하고, 수술 후 24시간 이내에는 매시간마다 관찰한다.
㉳ 환자의 곁에는 집는 부위에 고무를 씌운 집게를 둔다. 15~20cm 길이의 겸자가 좋다. 사용하지 않을 때는 잘 보이는 곳에 놓아 두고 환자가 걸어 다닐 때는 환의에 매달아 둔다.

(4) 흉관 배액법 국 시

▶▶▶ 병원면접기출문제

흉관배액관을 가지고 있는 환자간호시 특별히 관찰해야 할 사항에 대해 말해 보시오.

① 목적
늑막강내의 액체와 공기를 제거해 늑막 내압을 음압으로 만들어 폐가 팽창되도록 한다. 즉, 정상동맥 가스 수준을 유지하고 통증과 호흡곤란을 경감시킨다.
② 흉관배액의 종류
㉮ 1 - 배액병 장치(single bottle system)
환자와 연결된 배액튜브의 끝을 물속에 2.5cm 잠기게 하여 공기의 재유입을 막고 중력에 의해 배액되도록 한 장치이다. 필요한 경우 흡인기에 연결하기도 한다.
ⓐ 적응 : 기흉, 혈흉, 소량의 늑막삼출
ⓑ 단점 : 배액량이 많으면 늑막강 내 압력이 요구되고, 배액량이 많으면 역류가능성이 높다.
㉯ 2 - 배액병 장치(two bottle system)
밀봉병과 배액병으로 이루어진 장치이다. 원리는 1 - 배액병 장치와 같고, 배액되는 양과 특성을 관찰하기에 용이하다. 흡인기를 쓸 수도 있고 자연배액을 시킬 수 있다.
ⓐ 적응 : 다량의 흉곽배액시 다량의 공기누출, 기흉, 혈흉
ⓑ 장점 : 배액병의 수주 깊이에 변화가 없다.
㉰ 3 - 배액병 장치(three bottle system)

배액량의 측정과 특성의 관찰이 쉬울 뿐 아니라 배액량이 증가함에 따라 음압의 변화가 일어나지 않아 배액병을 자주 바꾸어 주지 않아도 된다.
ⓐ 적응 : 흉강 내에 항상 일정한 압력차를 두어 배액시키거나 폐의 재팽창을 유도할 때 쓰인다.
ⓑ 장점 : 항상 일정한 음압을 유지한다.

③ 관찰사항
㉮ 밀봉배액병 속의 긴 대롱은 공기 역류를 방지하는 물마개 역할을 한다.
  • 멸균된 생리식염수 혹은 증류수 아래로 2~2.5cm 정도 잠기게 한다.
   (배액관의 끝이 물속에 잠겨 있어 늑막강으로부터 공기나 액체는 배액되고, 흉곽으로 공기가 들어가는 것을 막는다.)
㉯ 밀봉배액병 안에 파동이 있는지를 자주 확인해야 한다.
  ⓐ 밀봉관이나 흉곽튜브로 액체가 오르내리는데 흡기시에는 올라가고 호기시에는 내려간다.
  ⓑ 튜브의 파동은 늑막강과 밀봉배액병과의 개방을 나타내며 늑낙강내의 압력을 평가한다.
    • 파동이 정지되는 이유 → (파동이 정지되면 의사에게 보고한다).
    - 폐가 재확장 되었을 때
    - 관이 혈괴, 섬유소로 막혔거나 꼬였을 때
    - 연결줄이 고리를 형성하였을 때
㉰ 정상 호흡기전은 음압의 원칙에 의한다.
  흉강내 압력이 대기압보다 낮기 때문에 흡기시에 공기가 폐 안으로 들어간다.
  외상, 질병, 수술 등에 의해 음압이 상실되면 폐는 허탈된다.
㉱ 환자의 자세: 반좌위
㉲ 기구의 위치: 항상 환자의 흉곽보다 낮은 수준, 흉부로부터 70~90cm 아래에 위치하게 한다.
㉳ 배액병 교환: 정기적으로 소독된 것으로 교환 전 흉관튜브 2번 잠근다. (분리 시 공기가 바로 들어가는 것을 방지한다.)
㉴ 감염예방: 무균적 관리

※ 흉곽 튜브 제거 시점
  • 밀봉병 속 대롱의 물 파동이 없어짐
  • 공기 · 체액 배액 되지 않음.
  • 체액의 배출이 하루 60㎖ 이하로 줄어든 후 24시간 후 제거.
  • 앉거나 누운 자세에서 심호흡 하게 하고 호기 끝에 숨을 참은 상태에서 튜브 제거.
  • 제거 후 바세린 거즈로 덮어 드레싱.

(5) 흉곽천자환자 간호

▶▶▶ **병원면접기출문제**

흉곽천자 시술 전후 체위와 간호에 대해 말해 보시오.

① 검사 전 간호
  ㉮ 검사절차에 대해 설명하고 검사승낙서를 받는다. 움직이지 않고 조용히 숨쉬며 검사 동안 기침하지 않도록 하여 늑막의 손상을 피한다. 국소마취시 불편감을 느낄 수도 있음을 교육한다.
  ㉯ 검사 전 대상자의 호흡상태와 활력징후를 사정한다.
  ㉰ 가능하다면 대상자는 높은 침상 옆 탁자를 이용하여 굽힌 팔 위에 머리를 기대거나, 의자 등받이를 보고 두 다리를 벌리고 앉아 팔과 머리를 의자등에 기대도록 한다. 이런 자세는 대상자를 지지하여 안정감을 준다. 앉을 수 없는 대상자는 침상을 30~45° 올리고 건강한 쪽을 아래로 하여 눕게 한다.
  (이론적 근거 : 앉은 자세는 늑막액을 늑막강내 기저부로 모이게 한다.)
  ㉱ 대상자 옆에서 안심시키고 필요할 때 손을 잡아주는 등 신체적 지지를 해 준다.
② 검사 중 간호
  ㉮ 검사가 진행되는 동안 활력징후, 전체적인 모습, 호흡상태를 관찰한다.
  ㉯ 혈관 내 체액이동으로 폐수종이 발생되는 위험이 있기 때문에 30분 안에 늑막액을 1200ml 이상 제거하지 않도록 한다.(이론적 근거 : 많은 양의 액체가 제거되었으면 종격동의 갑작스런 이동으로 폐부종이나 심장장애가 발생할 수 있다.)
③ 검사 후 간호
  ㉮ 바늘을 제거한 후 천자부위에 무균적 폐쇄 드레싱을 하고 압박해 준다.
  ㉯ 흉곽천자 후 바늘을 삽입했던 부위를 위로가게 하고 이환되지 않은 쪽이 아래로 가는 자세를 취해 준다.
  ㉰ 호흡상태, 활력징후, 천자부위에서 종창과 합병증의 징후를 관찰한다.
    ⓐ 혈관내 변화(출혈) : 저혈압, 빠르고 약한 맥박, 증가된 짧은 호흡
    ⓑ 폐손상(기흉) : 발작적 기침, 혈담 혹은 기관지 변위
    ⓒ 통증
  ㉱ 액체의 양, 색깔, 냄새와 특성을 기록한다.
    ⓐ 장액성 액체는 비외상성 질환에서 생기는데 울혈성 심부전과 악성 종양, 육아종 질환 그리고 염증 질환으로 인해 발생된 습성 늑막염 등에서 볼 수 있다.
    ⓑ 폐의 외상이 있거나 암이 악화된 경우에는 액체 안에 혈액이 섞여 있을 수 있다.
    ⓒ 늑막강 안의 혼탁한 액체는 감염과정에서 가장 흔히 볼 수 있다.
    ⓓ 표본을 즉시 검사실로 보낸다.

(6) 산소요법
▶▶▶ **병원면접기출문제**

1. 산소 주입 전 간호에 대해 말해 보시오.
2. ABGA full term, 정상수치에 대해 말해 보시오.

① 목적
  ㉮ 저산소혈증의 시정 : 폐포내 산소 분압 증가
  ㉯ 환기작업량의 경감 : 폐포내 산소 분압 유지
  ㉰ 심근 부담의 경감 : 조직내 산소 분압 유지
② 산소투여의 적응증
   산소결핍증, 폐렴, 산화탄소 중독, 심한 천식, 심부전, 심장 발작
  ㉮ 동맥혈의 산소 감소
  ㉯ 호흡운동량의 증가
  ㉰ 심근 부담의 증가
③ 산소사용에 따른 안전수칙(산소 주입 전 간호)
  ㉮ 환자 방안에 "산소 사용 중 - 금연", O_2 tank에 "금연"이란 표를 달아 놓는다.
  ㉯ 환자나 보호자가 성냥, 라이터 등을 사용하는 것을 금한다.
  ㉰ 전기용품, 전기면도기 등도 환자 방에 없어야 한다.
  ㉱ oil oxygen regulator에 사용하지 말아야 한다.
  ㉲ 화학섬유류(woolen, silk, nylon)는 환자 침상 가까이 두지 않도록 한다.
  ㉳ 산소연결부에 기름이나 윤활유 사용을 금하고 기름 묻은 손으로는 밸브를 만지지 않도록 한다.
  ㉴ 습윤기는 증류수만을 사용하며 표시선까지 채운다.
  ㉵ 모든 전기용품, 라디오, TV 등은 산소통에서 2m 이상 떨어진 곳에서 사용할 수 있다.
④ 저산소증 [국시]
  ㉮ 저산소증의 확진방법 : 동맥혈검사, 특히 산소와 이산화탄소 분압을 측정해 보아야 한다.
  ㉯ 저산소혈증의 발생순서 : 빈맥 → 빠르고 얕은 호흡 → 호흡곤란 → 안절부절 또는 현기증 → 비공확장 → 흉골하 또는 늑간 퇴축 → 청색증
  ㉰ 저산소증의 증상
    ⓐ 특히 뇌에서 가장 빠르게 나타남 : 인지기능 저하, 혼돈
    ⓑ 초기증상 : 빈맥, 호흡수 및 깊이 증가, 수축기압 약간 상승
    ⓒ 후기증상 : 두통, 홍분, 불안정, 우울, 의식저하, 무감동, 어지러움, 집중저하, 판단력 저하, 시력 저하, 정서장애, 근육 통제력 약화, 피로, 혼수, 무의식
    ⓓ 혈압저하, 맥박수 저하, 식욕부진, 오심, 구토, 핍뇨
    ⓔ 호흡곤란, 두려움 → 에너지 요구 증가

⑤ 습윤병의 증류수 교환시기
　멸균증류수를 사용하며, 증류수의 양을 2시간마다 확인하고, 24시간마다 습윤병의 남은 증류수를 모두 버리고 새로운 멸균증류수로 교환한다.
⑥ 산소투여의 종류
　┌ Low-flow oxygen devices : 비강캐뉼라, simple mask
　└ High-flow oxygen devices : Venturi mask, 인공호흡기
　㉮ 비강카테터
　　ⓐ 1~ 5L/min → 40% 이하 유지 적합
　　ⓑ 불쾌감, 위내 산소흡입으로 팽만의 위험
　　ⓒ 8시간마다 새것으로 교체
　　ⓓ 비공을 교대로 바꾸어 줌.
　㉯ 비강캐뉼라
　　ⓐ 1~5 L/min → 40% 이하 유지 적합
　　ⓑ 불쾌감 적고 장기간 사용가능
　　ⓒ 입으로 호흡하는 경우 효율적이지 못함.
　　ⓓ 입안이 건조하거나, 캐뉼라가 접촉된 비점막이 헌다.
　㉰ O_2 mask
　　ⓐ simple mask : 5~6 L/min → 40~70% 산소농도 → 안면의 압박감 →폐쇄감
　　ⓑ 플라스틱 안면 마스크(저장용 주머니 달림)
　　　- 10L/min → 70% 고농도 산소흡입
　　　- 심질환, 급성 호흡부전
　　　- 저장용 주머니로 호기 중 1/3이 재호흡.
　　ⓒ Venturi mask
　　　• 6, 8, 10L/min → 각각 산소농도 24%, 28%, 35% , 40%
　　　• 만성호흡기 질환 환자의 저농도 산소 요법
　　　• 마스크 외벽의 구멍으로 산소가 희석됨.
　㉱ O_2 hood
　　ⓐ 윗부분 개방 plastic mask
　　ⓑ 8~10L/min → 22~50% 저농도 산소흡입
　㉲ O_2 tent
　　ⓐ 온도 및 습도 조절 가능, 쾌적함.
　　ⓑ 12L/min → 35~45% 농도
　　ⓒ 유·소아용 Oxyhood는 비교적 고농도 산소를 얻고 농도조절이 용이함.
　㉳ 보육기(incubator) : 정확한 산소 농도, 습도, 온도를 간단히 조절
　㉴ T-piece : Extubation 전의 예비단계에서 사용. 삽관된 환자에게 산소를 줄 때 사용
　㉵ 기관절개구 mask : 기관절개관 위에 덮어서 가습된 적절한 농도의 산소 투여
　㉶ 고압 산소 : 중증 CO 중독, 잠수병 치료

⑦ 산소요법의 평가
  ㉮ 활력징후의 변화
  ㉯ 동맥혈 가스 분석 : PaO$_2$ 최소 60~70mmHg 이상, 100mmHg 이하
      SaO$_2$ 85~90% 보존

> 콕~! 찍어주기
>
> ※ ABGA의 정상치와 약어는 면접시 종종 출제된다.

  ⓐ ABGA(Arterial Blood gas analysis) 정상치
    • pH : 7.40 ± 0.03
    • PO$_2$: 80~100mmHg
    • PCO$_2$: 40 ± 5 mmHg
    • HCO$_2$: 24 ± 3mEq/L
  ⓑ pulse oximetry를 통한 saturation 관찰
    • 의식상태, anxiety level 사정
    • 점막 건조 관찰
⑧ 산소요법 후의 뒷정리 및 소독방법
  ㉮ 산소조절기를 잠그고 환자에게서 산소공급기구를 제거한다.
  ㉯ 산소유량계에서 습윤병을 분리하여 습윤병의 물을 버리고 세척하여 건조 후 보관한다.
  ㉰ 산소공급기구는 소독액에 30분 이상 침전한 후 흐르는 물로 깨끗이 씻어 건조하여 E.O Gas소독을 의뢰한다.
  ㉱ 계속하여 사용 중인 산소공급기구 및 습윤병은 매 5일마다 새 기구로 바꾸어 준다.

(7) 가습 요법 국 시
 ① 가습요법의 적용 목적
  ㉮ 산소흡입시 산소 가습
  ㉯ 객담을 묽게 한다.
  ㉰ 기관지 경축에 의한 수축을 이완시킨다.
  ㉱ 습도 유지
 ② 유의사항
  ㉮ 대상자의 이불이 젖지 않도록 덮개를 씌우고 가습기를 머리쪽에 놓고 대상자의 머리방향을 조절한다.
  ㉯ 가습기의 뚜껑을 열고 표시된 선까지 물을 붓고 뚜껑을 덮은 후 전기에 연결한다.
  ㉰ 수증기의 방향을 대상자의 코로 향하게 하며, 수시로 물의 양을 확인한다.
  ㉱ 흡입 동안 대상자가 점액을 받아내도록 격려한다.
  ㉲ 가열된 습기인 경우 대상자의 화상을 예방하여야 하며, 특히 무의식 환자의 경우에는 기구를 떨어진 곳에 둔다.
  ㉳ 침구는 젖으면 오한이 오기 쉬우므로 즉시 교환해 준다.

(8) 효과적 객담 배출법

▶▶▶ **병원면접기출문제**

분비물 증가로 인한 비효율적 기도청결의 진단에 대해 해 줄 수 있는 간호를 말해 보시오.
⇒ (흉곽물리요법과 흡인간호, 가습요법을 살펴보고 간호중재에 대해 정리하면 도움이 된다.)

① 수분 섭취 : 점액의 점도를 묽게 하여 배출을 용이하도록 도와줌.
② 분무요법 : 기관지 점막을 변화시켜 배출 용이
　* 기관지 확장제 혹은 점액 용해제를 사용하는 분무하는 경우도 있다.
③ 체위변경 : 큰 기도 쪽으로 분비물이 쉽게 배출
④ 호기 연장 : 분비물이 기관지로 이동하여 기침이 일어날 때까지 연장
⑤ 흉곽물리요법 시행 : 아래 늑골주위에 손을 놓고 호기시 진동하는 압력주기
⑥ 흡인간호 시행 : 기침유도 & 심호흡
⑦ 지지 : 배 위에 베개를 놓고 호기시 배를 누르며 기침

3. 호흡기계 Ⅱ(질환별 간호중재)

선배들의한마디
객혈과 토혈은 임상증상 중에서 가장 정확하게 감별할 수 있어야 한다.
특히 응급실에 처음 내원하는 환자 혹은 호흡기계 중환자실, 호흡기 내과에 근무하는 간호사라면 꼭 숙지하고 있어야 한다.
본 장에서는 주로 호흡기계에서 많이 출제되는 천식, COPD, 폐부종, 기관지 절개 대상자 간호, 호흡기 계통의 전염병 등을 다루었다.

1) 호흡기계 방어기전
　① 점액분비
　② 섬모운동
　③ 대식세포
　④ 계면활성제
　⑤ 기침

2) 객혈과 토혈의 차이점

▶▶▶ **병원면접기출문제**

객혈과 토혈의 차이점에 대해 설명해 보세요.

(1) 객혈(hemoptysis)
① 혈액을 토하는 것이 아니고 기침에서 나온다. 혈액이 인두를 자극하므로 구역질과 오심이 생긴다.
② 혈액에 거품이 있다.
③ 혈액은 보통 선홍색이다.
④ 혈액은 알칼리성이다.
⑤ 콜록거리는 소리나 기침반사를 자극하는 느낌이 먼저 일어나지만 너무 객혈량이 많을 때는 객혈만 일어난다.
⑥ 기침을 한 과거력이 있다.
⑦ 며칠간 계속된 혈액섞인 객담이 있다.
⑧ 혈액에서 고름, 병균, 대식세포가 섞여 있다.
⑨ 빈혈이 있기도 하다.

(2) 토혈(hematemesis)
① 혈액은 토해진다.
② 혈액에 거품이 없다.
③ 혈액은 암적색이다.
④ 혈액은 산성이다.
⑤ 오심, 구토가 먼저 일어난다.
⑥ 알코올 중독, 위장애, 간질환 경력이 있다.
⑦ 혈액에는 객담이 섞여 있지 않다.
⑧ 토해진 혈액에 음식물이 있다.
⑨ 사실 토혈 전에 임상적으로 혈액손실이 있다.

(3) 객혈환자 간호
① 환자 즉시 안정
② V/S 관찰
③ 몸을 따뜻하게 하기
④ 병변 있는 쪽을 아래로 하여 옆으로 기도 폐쇄 또는 객혈된 혈액이 다른 쪽 폐로 흡인되어 병변이 확산될 위험이 있으므로)
⑤ 병변부위 얼음·모래주머니 대주어 지혈

3) 천식(Asthma)

> **선배들의한마디**
> 천식은 임상에서도 중요하게 다루어지지만, 국가고시문제로도 자주 출제되는 질환이다. 천식에 대한 질문은 기본으로 들어올 수 있다는 것을 잊지 말자!

▶▶▶ **병원면접기출문제**

1. 천식 환자에게 있어 주호소에 대해 말해 보시오.
2. 급성 천식 환자의 간호에 대해 말해 보시오.

(1) 천식의 외인성 요인과 내인성 요인
   ① 외인성 요인
      ㉮ 먼지, 곰팡이, 꽃가루 등 흡입물질 또는 특정 음식, 약의 체내 섭취로 오는 외부적 천식
      ㉯ 가족력과 관계가 깊고 알레르겐에 대해 즉각적인 알러지 반응을 하며, 피부반응검사를 통해 진단할 수 있고 예후가 양호하다. 주로 젊은 시기 발병
   ② 내인성 천식
      ㉮ 알레르겐이 알려지지 않은 것
      ㉯ 호흡기 감염 후 더 악화되 분무, 기후변화, 감정에 따라 자극 받음.
      ㉰ 3세 미만이나 40세 이상에서 발생
      ㉱ 가족적 경향이 없고 피부반응검사에서 음성으로 나온다.
(2) 천식의 병리현상과 증상
   ① 병리현상
      ㉮ 기관지 평활근 경련 : 기관지벽 수축, 비후
      ㉯ 기관지 점막 부종 : 폐포와 세기관지가 과잉 팽창
      ㉰ 과다한 점액 분비 : 점액분비선이 과잉활동
   ② 증상
      ㉮ 질식감, 압박감과 죄어드는 것 같은 감각, 갑작스런 심한 마른 기침
      ㉯ 진전되면 기침시 끈적끈적한 객담
      ㉰ 호흡할 때 쌔근거리는 소리(wheezing sound), 호기가 길어지고 호흡곤란(발작은 약 30분~몇시간)
      ㉱ 급성 발작증시 심한 호흡곤란과 청색증과 쇼크의 증상이 나타나기도 한다.
(3) 치료
   ① 기관지 경련을 완화시켜 기도를 유지하기 위해 기관지 확장제를 투여한다.
      * 기관지 확장제 : aminophylline
         β - adrenergic drug는 평활근을 이완시킨다.

② 가스교환을 유지하기 위해서 동맥혈 가스 분석을 통해 PaO_2가 60mmHg 이하이면 습화된 산소(1~2L/min)를 공급한다(이론적 근거 : 호흡성 산독증 예방).
③ 발한과 과호흡으로 인해 쉽게 탈수가 되므로 수액공급이 중요하다.

(4) 급성 천식 발작시 응급간호 국 시
① 기도유지
㉮ 기관지배액법과 호흡운동을 하게 하고 분비물을 뱉을 수 없다면 흡인이 필요할 수 있다. 호흡곤란이 심한 대상자는 앉아서 앞으로 기댄 자세로 팔을 침상 탁자 위에 올려주면 가장 편안해질 수 있다.
㉯ 질식감을 완화시키기 위해 커튼 등으로 가리지 않는 것이 좋다.
㉰ 조용한 환경을 유지하며 발한으로 젖은 홑이불은 빨리 교환하여 외풍과 오한으로부터 보호해야 한다.
㉱ 약물요법 : epinephrine(1 : 1000용액, 0.3~0.5ml) 피하주사,
aminophylline (2mg/kg/일) IV 투여

② 가스교환의 증진
㉮ 기침 & 흉곽물리요법을 통해 끈끈한 점액 배출 용이하도록 함.
㉯ 동맥혈 가스 분석(PaO_2 > 60mmHg, PCO_2 : 35~45mmHg)과 폐기능검사를 주의깊게 사정한다.

③ 수분과 영양공급
㉮ 수분섭취와 배설을 측정하는데 금기가 아니면 하루에 3000~4000㎖를 섭취하게 한다.
㉯ 급성 천식은 불감성 수분손실이 있기 때문에 정맥내 & 구강 수분섭취가 중요하다.
㉰ 섭취/배설 관찰, 심한 발한, 빠른 호흡수, 수분결핍 증상 관찰

④ 불안완화
㉮ 대상자는 급성 천식발작을 하는 동안에 힘든 호흡 때문에 자주 놀라거나 불안해하고 지치게 된다.
㉯ 처음부터 정서적 지지를 해 주고 간호사가 대상자와 함께 있다는 확신을 심어주는 것이 중요하다.

⑤ 대상자 교육
㉮ 천식질환자는 가능한 적극적이고 정상적인 삶을 유지하도록 격려하되 단지 발작을 촉진할 수 있는 활동은 피하도록 한다.
㉯ 피로는 천식질환자에게 매일의 스트레스를 감당하기 힘이 들므로 충분한 휴식이 중요하다.
㉰ 복식호흡과 입술을 오므린 호흡운동은 발작 동안 폐 안에 있는 공기의 잔기량을 감소시키고 기관지 배액법은 분비물의 축적을 막아준다.

4) 호흡기 계통에 미치는 morphine의 영향

> **선배들의한마디**
> morphine은 주로 순환기 계통에서 사용하는 마약성 진통제로 투여시 상당히 주의를 요하는 진통제이기 때문에 진통제와 관련된 질문의 대다수를 차지하는 부분이다.

▶▶▶ **병원면접기출문제**

흉곽 수술한 환자에 있어서 morphine을 투여하지 않는 이유는?

① 강력한 호흡 억제 작용, morphine 중독시 호흡 빈도가 분당 3~4회까지 되어 호흡마비로 사망한다.
② 치료 용량을 투여하면 호흡 횟수, 분시량을 비롯한 모든 호흡기능이 감소되고 호흡이 불규칙해지기도 하나 4~5시간 후에 회복된다.
③ 호흡억제 기전은 뇌간의 호흡중추를 직접 억압시켜 CO_2 분압 상승에 대한 감수성의 둔화로 나타난다.
④ 호흡이 억제되어 혈중 CO_2가 축적되면 뇌혈관의 확장으로 뇌혈류가 증가되므로 뇌압 상승 환자에서는 사용하면 안 된다.
⑤ 진통효과나 호흡억제작용과는 무관하게 연수의 기침반사를 억압시키며, 특히 codeine은 진해작용이 강하여 만성 기침 해소에 쓰인다.

5) COPD환자 간호 국시

> **참고** ※ 호흡조절을 위한 가장 좋은 방법(pursed lip)
> - 입술을 오므리고 숨을 내쉬어 천천히 호흡하도록 하는 것이다. 마치 휘파람을 불 듯이 입술을 오므리고 천천히 내쉬게 한다.
> - 호기시 더 오랫동안 열려져 있다. 호기를 연장하고 기도의 압력이 증가되어 허탈 방지

(1) 일반적 증상
  ㉮ 흉부
    ⓐ 흉곽의 전후경 증가 : 흉부는 흡기 자세로 고정되고, 하부늑골연은 팽창(공기의 포획과 폐의 신축성이 감소된 채 커졌기 때문)
    ⓑ 호흡보조근육이 커짐 : 폐에서부터 공기를 내뿜기 위하여 이 근육을 쓴다.
    ⓒ 호기가 연장된다 : 호기시 기도가 허탈되고 공기가 포획되었기 때문이다.
    ⓓ 호기시 천식음 들림 : 기도경련 때문
    ⓔ 기도의 점액으로 인해 수포음이 들린다.
    ⓕ 늑막액이나 폐조직의 파괴 및 공기의 감소로 인해 호흡음이 감소됨.
  ㉯ 손가락과 손 : 고상지두가 나타남.

- ㉰ 충혈 : CO_2가 동맥을 확장시켜서 혈액공급이 과다해지기 때문에 생김. 사지의 경미한 과 탄산혈증으로 인해 생긴다.
- ㉱ 신경성 변화 : 불안, 흥분, 기면, 혼수, 두통, 악몽, 불면, 변화에 대한 뇌의 민감성
- ㉲ 혈압 : 맥박의 역리현상 - 호흡을 위한 노력이 심해져서 심장의 이완기에 영향을 주기 때문에 온다. 흡기시 폐내압의 증가가 일어난다.
- ㉳ 적혈구 : 다혈구혈증이 발생한다.
- ㉴ 심장 : 우심실 긴장과 비대가 발생된다. 이것은 저산소증과 산독증으로 인해 생기는 폐 혈압이 원인이다.
- ㉵ 혈관 : 정맥증대(정맥압이 증가 - 심장으로 피가 돌아오지 못해서 우심실의 압력이 증가하고 폐내압이 변해서 생김). 정맥이 증대된 징후, 경정맥의 팽만, 간정맥 역류, 말초부종, 늑막삼출액 또는 복수

(2) 만성 폐쇄성 폐질환 환자간호
- ㉠ 호흡운동 : 단계적인 목표를 가지고 진행적으로 운동을 실시한다.
  호흡 재훈련 운동, 걷기, 계단오르기 등을 하고 운동 사이 사이 휴식을 취한다.
- ㉡ 산화와 호흡보조 : 호흡 재훈련 활동과 이완기법 교육
  복식호흡, pursed lip호기
- ㉢ 기도청결과 배액의 증가 : 체위배액, 폐 물리요법, 심호흡, 기관지 확장제 투여
- ㉣ 기관지 자극물 제거 : 흡연을 금한다.
- ㉤ 충분한 휴식과 수면권장
- ㉥ 영양배설 : 구강위생, 적절한 수분 섭취(3000~4000㎖), 적절한 배변 습관 형성, 고칼로리 식사 제공
- ㉦ 산소요법 : 저농도(1~3L/min) 산소공급과 산소공급시 이산화탄소 중독 관찰

6) 폐부종 = 폐수종 국 시

▶▶▶ 병원면접기출문제

폐부종의 가장 근본적인 원인에 대해 말해 보시오.

(1) 병리적인 원인
  울혈성 심부전으로 인해 좌심실에 혈액이 고이고, 이로 인해 좌심방에 혈액이 정체되면 폐울혈이 되면서 폐수종이 나타난다. 그리고 폐수종이 되면 폐에 수분이 축적되어 호흡곤란이 오므로 폐에 축적되는 수분의 양을 줄여줄 수 있는 중재와 호흡곤란을 완화시킬 수 있는 중재를 취해 주어야 한다.

(2) 간호중재
- ㉠ 수분을 적게 공급하며 체내에서 수분을 모으는 염분을 적게 섭취
- ㉡ 윤번지혈대를 하여 시간에 맞추어 순환시키면서 전신 순환하는 혈액량을 조절하여 폐에 축적될 수 있는 수분의 양을 조절해야 한다.

㉰ 호흡곤란이 있으므로 기관지 확장제를 투여하여 호흡을 돕고, 활발한 활동을 하면 필요한 산소 요구량이 더 많아지기 때문에 침상 안전을 취하는 것이 좋다.
㉱ 침상안전시 앙와위를 취하면 호흡이 힘들어지므로 반좌위를 취해 준다.
㉲ 다리를 올리는 자세를 취하면 정맥환류량이 늘어나서 결국 심장에서 다시 나가야 할 혈액이 많아져 심장의 부담이 커지며 좌심실의 정체 혈량이 많아지므로 이 자세는 바람직하지 않다.

7) 결핵 국시

> **선배들의 한마디**
> 결핵 역시 호흡기계 질환에서 빼놓을 수 없는 질환이고, 특히 호흡기 내과를 비롯한 중환자실, 응급실에서 자주 접할 수 있는 질환이다.

(1) 원인균
결핵은 인체 어느 곳에나 발생할 수 있으며, 원인균은 Mycobacterium tuberculosis이다. 감염성이며 급성 또는 만성질환이며 폐결핵이 월등히 많다.

(2) 감염경로
㉮ 흡입 : 가장 많다.
㉯ 섭취
㉰ 접촉 : 피부나 점막의 상처를 통한 직접 감염
㉱ 유전은 아니지만 감염된 태반에 의해 태아에게 전파될 수 있다.

(3) 병리적 진행과정
㉮ 조직 내로 침입
㉯ 결절형성
㉰ 건락화 : X 선상 발견됨.
㉱ 액화 : 소결절의 중심에 있는 건락물질이 부드러워지고 액화됨(감염성이 높다).
㉲ 공동 : 액화된 물질이 소결절에서 배농된 뒤 공기로 채워진 낭 형성
㉳ 석회화 : 점차 치유되면서 섬유성으로 조직화되어 건락성 병변이 칼슘이 침착되어 나타남.

(4) 임상증상
㉮ 국소증상
  ⓐ 기침과 객담 : 누렇고 점액상
  ⓑ 호흡곤란
  ⓒ 객혈
  ⓓ 늑막통
  ⓔ 청진시 나음
㉯ 전신증상
  ⓐ 피로와 발한

ⓑ 빈맥
ⓒ 오후에 미열
ⓓ 체중감소
ⓔ 식욕부진과 소화불량
ⓕ 창백
ⓖ 월경불순

(5) 약물요법
결핵균은 약에 대해 내성이 잘 생기고 체내에 있는 균을 완전히 박멸시킬 만큼의 투여할 수 있는 약이 없다.
① 약물요법의 원칙
㉮ 약물 투여 전에 객담으로 미생물 검사를 하여 약물 내성 검사를 한다.
㉯ 약물을 병행하여 치료한다.
㉰ 충분한 기간을 두고 지속적으로 복용해야 한다.
활동성 결핵시 18~ 24개월 꾸준히 치료
㉱ 충분한 양을 충분한 농도로 투여한다.
㉲ 규칙적으로 약을 복용한다.
㉳ 공복시 한 번에 약물복용이 효과적이다.
② 항결핵제 특성
㉮ 비활동성 균에는 작용하지 못하고 활성균의 신진대사 방해
㉯ SM은 신진대사 과정 중 단백질 형성 방해
㉰ INH는 DNA 합성 억제
㉱ rifampin과 ethambutol은 RNA 합성 저지
㉲ 최근에는 대개 INH, SM, rifampin 또는 INH, PZA, SM을 병용해서 사용
③ 항결핵 약물 부작용
㉮ 1차약
- isoniazid : 말초 신경염, 간 장애, Vit. B_6과 함께 복용
- ethambutol : 시력장애, 수시로 시력검사실시
- rifampin : 소변이 오렌지 색으로 변함, 위장장애, 열성반응
- streptomycin : 제8뇌신경(청신경) 손상, 수시로 청력 검사실시
- Pyrazinamide(PZA) : 간 장애, 요산 혈증
㉯ 2차 약(1차 약물에 내성 있거나 금기인 사람에게만 사용)
- para-aminosalicylic acid : 위장장애, 간 장애
- cycloserine : 정신이상
㉰ 3차 약물
- Viomycin, Capreomycin, Kanamycin, Ethionamide, para-aminosalicylic acid : 위장장애, 간 장애, Na 정체
- loserine : 정신이상, 성격 변화, 경련, 발진

(6) 결핵환자 퇴원교육내용
결핵은 감염성이나 처방된 약물을 정확하게 먹으면 완치 or 질병 과정을 멈출 수 있음.
① 결핵은 비말 감염되며 옷, 책, 식기로는 전달되지 않음.
② 기침할 때, 웃을 때, 재채기할 때 코와 입을 막고 한다.
③ 체액, 마스크, 사용한 휴지를 만졌을 때 손을 세심하게 닦는다.
④ 필요한 경우 마스크를 사용(마스크는 잘 맞게 쓰고 자주 바꾼다.)
⑤ 결핵 대상자는 대개 약물 치료를 시작하고 2~4주 이상 활동을 제한하지 않음.
⑥ 약물요법을 잘 이행하고 있으면 다른 사람과 격리하지 않는다.
⑦ 결핵은 장기간 치료해야 하며, 처방된대로 정확하게 약물을 복용하고 모든 부작용을 보고, 의료진의 지시 없이 약물을 중단하지 않는다.

(7) 결핵 환자의 퇴원기준
① 객담배양검사를 매주 실시, 연속 3회 이상 음성일 때
② 임상 생활 양호, 대상자의 가정사정과 외래통원 치료로 약물요법 끝까지 이행 가능하고, X-선 검사 결과가 좋은 경우
③ 자기질환과 약물요법에 대한 중요성을 인식할 때

(8) B.C.G

> **선배들의한마디**
> B.C.G와 관련된 질문은 결핵과도 연관되어 물어 볼 수 있지만 소아과 환자와 연결시켜 질문이 들어 올 수 있다. 특히 지원부서가 소아과인 경우에는 접종시기와 주의사항을 숙지하자!

▶▶▶ 병원면접기출문제

B.C.G 접종 시기는 언제인가?

① B.C.G는 병원성을 없앤 살아있는 우형 결핵균으로 정제한 백신이다.
② 접종대상과 시기
  ㉮ 생후 4주 이내
  ㉯ 6세 : 반흔 유무 확인 후
③ 접종방법
  ㉮ 부위 : 왼팔 상박외측 삼각근 중앙 또는 그보다 약간 아래의 피내
  ㉯ 용량 : 0.1cc를 5초 이상 걸쳐 천천히 정확하게 주사
④ 주의점
  ㉮ 피내에 정확히 주입한다.

㈏ 접종량을 정확하게 한다.
　　㈐ 주사부위를 문지르지 말 것
　　㈑ 삼각근 상반부에 주사하지 말 것
　　㈒ 접종 후 상처에 물이 들어가지 않도록 주의 : 목욕은 24시간 후에 가능하나 목욕시에도 물이 닿지 않도록 한다.
　　㈓ 몽우리의 고름은 짜지 않는다.
　　㈔ 상처부위를 깨끗이 하고 약을 바르지 않는다.
　⑤ 면역획득 여부 : 접종 후 9~12주 후에 투베르클린 검사에서 양성으로 나옴.
　⑥ 접종금기
　　㈎ 튜베르클린 양성 반응자
　　㈏ 전신의 심한 피부질환자 : 습진, 화상
　　㈐ 급성 발열성 감염증 : 홍역
　　㈑ 미숙아
　　㈒ 종두접종 시
　　㈓ 세포면역결핍, 면역억제제 사용할 때
　⑦ 합병증
　　㈎ 임파선 결핵
　　㈏ 코호 현상 : 투베르클린 양성 반응자에게 접종하였을 때 나타나는 현상으로 급성 염증이 접종 후 2~4일 이내 나타나 빠르게 치유된다.
　　㈐ 궤양 : 12주 이상 가고 직경이 10mm 이상 시
　　㈑ 켈로이드

8) 병원폐렴의 예방을 위한 기관절개 환자 관리

▶▶▶ 병원면접기출문제

기관절개 환자의 간호에 대해 설명해 보시오.

콕~! 찍어주기

※ 기관절개 환자 간호에 대해서는 PART Ⅱ 기본간호에서 다루었으나 본 파트에서 더 자세하게 다루었고 면접시 자주 출제되는 문제이므로 숙지하고 넘어가야 한다.

(1) 기관절개는 가능한 한 수술장에서 무균적으로 실시해야 하나, 인공호흡기 치료를 받고 있거나, 활력징후의 상태가 불안정하여 환자이동이 불편한 환자는 중환자실에서 실시할 수 있다.

(2) 기관절개 부위가 아물어서 피부와 기관 사이에 track이 형성될 때까지는(육아조직) 양손에 멸균장갑을 끼거나 멸균된 기구를 이용하여 무균적으로 다룬다.
(3) 기관절개술 후 첫번째 튜브교환은 48시간 이후에 시행하고 이후에는 72시간마다 멸균이나 강하게 소독된 튜브를 무균적으로 교환한다.
(4) 기관절개 부위의 드레싱은 적어도 매일 또는 필요시 자주 교환한다.
(5) 이중관을 하고 있는 기관절개 환자의 소독절차
 ① 처치 전 소독제가 포함된 비누로 30초 이상 손을 씻는다.
 ② 기관절개 세트를 멸균적으로 준비하여, 내관을 소독하기 위한 소독제(H_2O_2)와 생리식염수나 멸균증류수를 용기에 채운다.
 ③ 장갑을 착용하고 오염된 드레싱을 제거하여 분리수거용 비닐에 넣는다. 이 때 장갑도 함께 버린다.
 ④ 다시 손을 씻고 멸균장갑을 착용한다.
 ⑤ 약한 수준의 소독제(히비탄 0.05%)를 이용하여 기관절개 부위를 치료한다. 감염의 증상이 있을 경우에는 10% betadine을 이용할 수 있다.
 ⑥ 내관을 빼어 준비된 소독액(H_2O_2)에 담근다.
 ⑦ 멸균된 Y거즈로 교환한다. 캐뉼라의 고정끈을 새것으로 교환한다. 고정 끈은 기관절개술 후 첫 2일간은 비교적 단단히 고정하여야 하며, 그 후에는 손가락 1~2개가 들어갈 정도가 적당하다.
 ⑧ 멸균장갑을 끼고 내관을 소독액(H_2O_2)을 이용하여 닦은 후 생리식염수나 멸균증류수에 헹군다. 내관은 브러시나 면봉을 이용하여 점액찌꺼기 등이 남아 있지 않도록 닦는다.
 ⑨ 조심스럽게 흡인을 시행한다.
 ⑩ 내관을 끼우고 필요하면 산소를 연결한다.

(9) 호흡기 계통을 위한 격리

> **선배들의 한마디**
> 선진국형 의료시스템으로 갈수록 감염관리에 대한 부분은 비중이 커지고 있는 실정이다. 특히 그 중에서도 호흡기 계통의 감염관리 차원은 간호대 학생들도 인지하고 있어야 하는 부분이다.

▶▶▶ **병원면접기출문제**

비말감염을 통해 전염되는 법정전염병에 대해 설명하시오.

(1) 일반적 주의사항
기침, 재채기 또는 호흡을 하여 생기는 공기비말과 비말핵에 의해 옮겨지는 질병에 대한 것이다. 손이 늘 매개가 되는 것은 아니나 손세척이 중요하다.

(2) 비말주의(비말감염)
  ① 적용사례 : 침습적 헤모필루스 인플루엔자 type에 의한 폐렴, 뇌막염, 후두염, 패혈증 (Nisseria meningitis에 의한 뇌막염, 폐렴, 패혈증), 디프테리아, 마이코 플라즈마 폐렴, 백일해, Pneumonic plague, streptococcal pharyngitis 폐렴, 유아와 소아에서의 scarlet fever
  ② 방법
    ㉮ 병실: • 1인실에 격리하나 병실이 없으면 같은 균이 나오는 환자는 함께 격리한다.
            • 1인실 격리가 안되면 다른 환자나 보호자와 최소한 3feet 이상의 거리를 두고 침대 배치
    ㉯ 마스크: • 마스크 착용 외의 환자나 보호자오 최소 3feet 이내 접촉 시 마스크 착용
            • 또는 환자 병실 출입 시 마스크 착용
    ㉰ 환자이송: 환자이동은 제한하고 불가피한 경우 마스크 착용
(3) 시행지침
  ① 독방: 꼭 필요하다. 문은 반드시 닫아둔다.
  ② 손씻기: 병실 출입 시 분비물 만졌을 때 2분 정도 손을 씻는다.
  ③ 가운: 필요없다.
  ④ 마스크: 꼭 필요하지는 않지만 질병에 감수성이 예민하면 병실에 들어가는 모든 사람이 착용한다.

4. 순환기계

> **선배들의한마디**
>
> 순환기계 역시 출제빈도가 높아 자주 출제되는 파트이다.
> 특히 심근경색과 협심증, 심부전에 관련된 질환이 많이 출제되고 그 다음으로는 digitalis와 NTG에 관한 약물요법, shock, 빈맥과 서맥에 관련된 질문을 물어본다.

(1) 심장의 기본해부

▶▶▶ **병원면접기출문제**

심장의 기본해부에 대해 설명해 보시오.

① 심장의 기본해부
  ㉮ 폐순환과 체순환
    ⓐ 폐순환
      심장수축기때 우심실로부터 폐동맥과 폐모세혈관으로 혈액을 박출하며, 이 때 폐에서 산소와 이산화탄소의 일차적인 교환이 이루어진 후 좌심방으로 혈액이 들어온다.
    ⓑ 체순환 (좌심실 펌프 작용)
      좌심방(동맥혈) ⇒ 좌심실 ⇒ 대동맥 ⇒ 전신에 혈액공급 ⇒ 대정맥 ⇒ 우심방
                          ↓   ↓
                   승모판막(좌심실이완기에 열림)   대동맥판막(좌심실수축기에 열림)

  ㉯ 심막의 구조

    참고 ※ 심낭 : 심낭 전체를 싸고 있는 큰 주머니로 두 개의 얇은 막으로 구성되어 있다.
    · 장측심막 – 심외막에 접함.
    · 벽측심막 – 외측에 위치

    ⓐ 심내막(endocardium)
      · 심장내층, 상피세포의 얇은 막
      · 조직혈액과 직접 접촉되는 부분
    ⓑ 심근(myocardium)
      · 심장의 중간층, 횡문근
      · 심방 근육층 얇으나, 심실 근육층 두꺼움.
      · 좌심실벽은 우심실벽보다 3배 두꺼움

ⓒ 심외막(epicardium)
- 심장외층, 얇고 투명한 장막
- 심낭의 내측막인 장측심막과 연속

㉰ 심장의 전도계
ⓐ 동방결절(SA node)
- Pacemaker, 우심방과 연결되는 상대정맥의 개구부에 위치
- 전기자극을 발생시켜 1분에 60회~100회의 심박동을 일으킨다.
- 외적으로는 자율신경계의 지배를 받는다.
ⓑ 방실결절(AV node)
좌우 심방중격의 하부에 위치하며 동방결절로부터 전기적 자극을 받아들여 His속으로 전달
ⓒ His 속(bundle of His)
심방에서 심실로 전기충격을 전달
ⓓ Purkinje 섬유
심실수축

㉱ 심음 청진 부위
ⓐ 승모판 부위
좌측 중앙쇄골선상의 제 5늑간 부위
ⓑ 삼첨판 부위
흉골하부 제 4늑간 부위
ⓒ 폐동맥 부위
흉골좌측 제 2늑간 부위
ⓓ 대동맥 부위
흉골우측 제 2늑간 부위

(2) CVP 측정

> **콕~! 찍어주기**
>
> ※ CVP 같은 경우는 인사담당 및 병원행정진, 간호부장이 참석한 1차 면접시 간단하게 물어볼 수 있다.

▶▶▶ **병원면접기출문제**

1. CVP를 측정하는 이유를 이야기해 보세요.
2. CVP를 정상 수치는?
3. CVP가 상승했다면 어떤 의미인가?

① 정의
우심방 혹은 신체를 돌고 귀환하는 모든 혈액이 지나가는 대정맥의 압력을 나타낸다.
정상치 : 5~10cmH$_2$O

② 측정목적
㉮ 우심방 또는 대정맥 압력을 측정한다.
㉯ 순환혈액량의 적절성을 평가한다.
㉰ 울혈성 심부전과 폐부종을 인지한다.
㉱ 수액대치를 위한 가이드를 제공한다. ③ CVP를 적용할 수 있는 경우
㉮ CVP 측정
㉯ hyperalimentation
㉰ vasopressor 투여
㉱ emergency IV route 설치

④ 임상적 의의
㉮ 우심실의 전부하와 우심실의 경색을 진단하는데 기본이 된다.
㉯ 삼첨판 역류를 진단한다.
㉰ 폐, 심장 질환이 없을 때 귀환 혈액량의 정도를 사정할 수 있다.
㉱ pericardial restriction , tamponade를 진단한다.
㉲ CVP 상승 : 좌측 심장의 부전으로 발생
㉳ CVP 하강 : 혈류량 저하로 발생

⑤ 간호중재
㉮ 중심정맥압의 측정부위
ⓐ 경정맥, 쇄골하정맥을 통해 상대정맥을 측정한다.
ⓑ 대퇴정맥을 통해 하대정맥을 측정할 수 있다 : 이 정맥은 장기간 삽입시 혈전성 합병증의 위험성이 증가하고, 복부팽만이 있는 경우 정확한 우심방의 감시가 어렵다.
㉯ 압력계 연결시 주의사항
ⓐ 정맥천자 부위를 압력계에 연결하는 과정에서 무균술을 철저히 지킨다.
ⓑ 연결부위가 이탈되는 것을 예방하기 위해 카테터 허브와 수액세트 연결부위를 테이프로 잘 고정한다.
ⓒ 측정할 때마다 "0"의 기준이 달라지지 않도록 manometer 표면이 물에 지워지지 않도록 잉크로 "X"표시를 해 둔다.

⑥ 중심정맥압의 결과 이해
㉮ 정상범위 : 4~11cmH$_2$O이나 혈액량, 심근의 상태, 혈관의 긴장도에 따라 달라질 수 있다.
㉯ 중심정맥압의 저하 : 혈액량이 줄어들고 우심방의 압력도 줄어든다.
㉰ 중심정맥압 상승
ⓐ 심장근육의 손상으로 심장의 우심방으로부터 혈액을 적절히 펌프해 내는 능력이 없기 때문에 심장의 남아있는 혈액의 증가로 나타난다.
ⓑ 폐색전증, 우심실 경색, 급성 폐질환시 나타난다.

(3) 정상적인 심박동수와 심박출량
  ① 심박동량 : 심실에서 동맥계로 분출되는 1회 혈액량
  ② 심박출량 : 1분 동안 내보내어지는 혈액량
  ③ 분출박동량 : 50-90ml(평균 70ml)
  ④ 심박수 : 60~100회/분(평균 72회/분)
  ⑤ 심박출량(cardiac output) = 박동량(stroke volume)×심박동수
   ∴ 심박출량 = 70×72 = 5,040ml
      • 심박출량은 정맥환류량, 심박동수, 심장수축력에 영향 받음.

(4) EKG

> **선배들의한마디**
> 자주 출제되는 문제는 아니지만 대부분 기본적인 심전도의 파형과 의미를 물어본다. 좀 더 깊이 있는 질문으로는 심실세동, 심실빈맥, 심방세동의 부정맥에 관한 질문을 할 수 있다.
> 특히, 부정맥의 종류와 특징, 치료방법을 알아두고 특히 PVC 경우에 사용하는 약에 대해서는 숙지하고 있어야 한다.

▶▶▶ 병원면접기출문제

심전도의 기본적인 파형의 의미와 심부정맥의 종류 & wave형태를 설명하고 관련된 질병이 무엇인지 설명하시오.

① 심전도의 기본 파형

P wave	심방 탈분극
QRS complex	심실 탈분극
T wave	심실 재분극

P wave	심방흥분전파기	0.6~0.10초
PR interval	심방과 심실의 흥분 전도시간	0.12~0.20초
QRS complex	심실 흥분전파기	0.06~0.10초
ST segment	심실 흥분극기	0.12초, 기저선상
T wave	심실 흥분회복기	0.16초, 0.25mVD 이상
QT interval	전기적 심실 수축시간	0.30~0.45초
U wave	T 파후의 작은 파형 간혹 나타남. 원인 unknown, K^+ 감소 진단에 유용	

② 전해질 불균형에 따른 심전도의 변화
  ㉮ 저칼륨혈증
    PR지연, ST침체, U파의 이상
  ㉯ 고칼륨혈증
    PR지연, T파의 상승, P파의 없어짐, QRS폭의 넓어짐.
  ㉰ 저칼슘혈증
    QT 부분의 연장
  ㉱ 고칼슘혈증
    QT 부분의 단축
③ 심부정맥
  ㉮ 심부정맥의 발생원인
    ⓐ 심장질환
      관상동맥질환, 류마티스 심장병, 선천성 심질환
    ⓑ 폐질환
      폐색전증, COPD
    ⓒ 전신질환
      갑상선기능항진증, 빈혈, 고열

ⓓ 약물제제
  Digitalis제제, Quinidine
ⓔ 전해질 대사이상
  저칼륨혈증
ⓕ 기계적 자극
  심도자술, Pace maker
ⓖ 기타 : 커피, 흡연, 알코올
⑭ 심부정맥의 종류
  ⓐ Sinus bradycardia
    • 심장의 자극, 전달과 심박 조정자에는 이상이 없거나 심박수가 60회/min 이하일 때
    • 관상동맥 질환, 뇌압 상승시
    • atropine정주
  ⓑ Sinus tachycardia
    • 심박수 100회/min 이상, 심근 자극전달과 자극 가시부는 이상이 없음.
    • 발열증, 저혈압, 카테콜라민의 분비 증가, 중독증
    • 특별한 치료는 필요 없으며 원인을 제거한다.
  ⓒ Paroxysmal atrial tachycardia
    • 심근 전기 자극 전달은 정상이나 가시점에 이상이 있음.
    • 심방 수축수가 분당 140~250회/min 이상이면서 규칙적이다.
    • 정상의 QRS파와 비정상적 P파가 나타난다.
  ⓓ Premature contration
    임종의 기외수축으로 SA신경절 이외에서 심박동이 시작되며, 심박흥분이 조기 발생되어 생긴다.
    • 심방성 조기수축(Premature atrial contration, PAC)
    - 심방이 커져 있거나 질병이 있을 때
    - 심근 흥분 억제제로 치료
    - P파가 조기에 나타나며, PR interval이 길다.
  ⓔ 심실성 조기수축(Premature Ventricular contration, PVC)
    • myocardial ischemia나 Digitalis 중독증에서 자주 발생
    • 심실세동의 전구증상으로 나타나므로 치료를 요한다.
    • QRS파가 조기에 나타나며, QRS 간격이 정상에 비해 길다.
    • 대상성 휴식기(full compensatory pause)가 있다.
  ⓕ Atrial fibrilation(심방 세동)
    • palpitation시 가장 심한 부정맥을 나타낸다.
    • 심방성 고혈압, 관상동맥질환, 심방의 허혈과 염증시 atrial fibrilation 발생
    • Digitalis제제, Quinidine, 직류 전기 쇼크 요법 등의 치료

ⓖ Atrial flutter(심방 조동)
- 심박동수가 분당 250~400회이지만 규칙적이다.
- AV block이 2 : 1~4 : 1로 있다.
- 관상동맥질환, 류마티스성 승모판 질환, 갑상선기능항진증 환자에게서 발생하는 atrial fibrilation을 Quinidine으로 치료한 경우 발생

ⓗ Ventricular tachycardia(심실빈맥)
- 심실수축이 분당 140~200회
- P-wave가 잘 보이지 않는다.
- 심실의 허혈이나 저산소증, 염증, Digitalis나 교감신경제의 약물로 인해 매우 위험하며, 심직류 전기쇼크(D.C), lidocain정주, prostyl이나 Quinidine 정주

ⓘ Ventricular fibrilation(심실세동)
- 심박이 아주 빠르며 불규칙적이다.
- P-wave가 잘 보이지 않거나 QRS wave가 보이지 않는다.
- 청진상 심음이 들리지 않으면 CPR을 실시해야 한다.
- epinephrine은 0.2~0.3mg 정주하고 bicarbonate를 1mg/kg 정주하여 심실세동의 폭을 크게 하여 전기쇼크요법을 적용한다.

(5) 심근 경색

> **선배들의 한마디**
> 심근경색증과 협심증에 증상을 감별할 수 있어야 하며, 심근경색증의 특징적인 증상과 간호 및 약물요법에 대해 숙지해야 한다.

▶▶▶ 병원면접기출문제

1. 심근경색증과 협심증의 차이점은 무엇인가?
2. 심근경색 환자의 쇼크 증상에 대해 말해 보시오.
3. 심장에 혈액을 공급하는 가장 큰 혈관은 무엇인가?
4. 심근경색시 올라가는 효소는?
5. 심한 흉통으로 응급실에 내원한 환자의 emergency care는 무엇인가?
6. 심근경색시 투여하는 약물에 대해 설명하시오.
7. morphine 투여시 주의점은?
8. Digoxin 주사시 합병증은 무엇인가?
9. PVC 발생시 주사하는 약물은?

① 심근경색증이란?
   관상동맥혈관의 협착 또는 폐쇄로 인해 산소결핍을 초래할 정도로 혈액공급이 불충분하거나 중단됨에 따라 심근이 괴사되는 과정
② 심근경색증의 원인
   ㉮ 죽상경화성 심질환
   ㉯ 관상동맥 색전증
   ㉰ 쇼크 또는 출혈로 인하여 감소된 혈량
   ㉱ 직접적 외상
③ 증상 및 병태생리
   ㉮ 흉통
     혈전성 폐색으로 인한 심근의 완전한 혈액공급의 차단 ⇒ 심근의 국소빈혈 부위에 산화되지 않은 대사산물의 축적을 야기하고, 신경의 말단부를 자극함.
     ⓐ 심한 방사성 동통
        왼쪽 흉골부 흉골하에서 턱, 목, 팔로 방사
     ⓑ 일정 강도로 지속적임 : 30분~2시간
     ⓒ 휴식이나 NTG로 완화 안됨.
   ㉯ 심인성 쇼크
     ⓐ 심한 통증에 의한 1차적 쇼크, 심박출량의 심한 감소로 조직의 저산소증을 초래하는 심인성 쇼크
     ⓑ PCWP가 24mmHg 이상, C.I(Cardiac index) 1.8ℓ/min 이하, SBP 90mmHg 이하, 발한, 빈맥, 축축하고 차가운 피부, 무기력, 빠르고 약한 맥박
     ⓒ 치료 : 심근수축제(dopamine), 이뇨제, 혈관확장제, 항부정맥제, intra aortic balloon pump(IABP)
   ㉰ 핍뇨
     ⓐ 유치도뇨관으로 측정한 소변량이 20㎖/hr 이하인 경우
     ⓑ 쇼크로 인한 신조직 관류의 감소에 따른 신장의 저산소증을 의미함.
   ㉱ 미열
     ⓐ 24시간 내에 체온이 37.5~39.5℃로 오르며, 3~7일 동안 지속
     ⓑ 열과 백혈구의 증가는 심근 괴사로 인한 염증과정으로 나타남.
     ⓒ LDH, SGOT, CPK 상승
        * CPK 상승 : 심근의 괴사로 인한 염증과정
   ㉲ 소화불량, 오심, 구토
     손상된 심근이 소화기계에 미치는 미주 신경반사나 심한 통증에 의한 것임.
   ㉳ 급성 폐수종
     ⓐ 심근경색으로 좌심실 부전 → 폐울혈, 심박출량 감소, 심인성 쇼크
     ⓑ 흉부압박감, 호흡곤란, 기좌호흡, 수포음, 거품있는 혈담
   ㉴ 정서적 불안
   ㉵ 24시간 이내에 85%가 사망

갑작스런 사망의 주원인은 심실세동 같은 부정맥
④ 진단
  ㉮ 심전도
    ⓐ T파 역전
    ⓑ ST 분절 상승
    ⓒ 마지막 Q파 출현 – 이상 Q파 : 영구히 남아 만성 심근경색으로 지속
  ㉯ 일반혈액검사
    ⓐ ESR증가
    ⓑ WBC증가
  ㉰ 효소검사
    심근괴사 중요한 지표 : CPK, SGOT, LDH
    ⓐ LDH : 심근 손상시 LDH1 증가
      * LDH flip현상(LDH1 > LDH2)시 MI Dx.
    ⓑ CPK : 상승 혈청 CK-MB 증가
    ⓒ SGOT
  ㉱ 심근조사
    201 thalium 심근스캔 후 경색부위는 cold spot으로 나타남.

> 참고
> ※ CPK : 발병 후 4~8시간에 증가시작 48~72시간에 정상화
> ※ CK-MB : 발병 후 24시간.peak로 상승

⑤ 심근경색과 협심증의 차이

		협심증	심근경색증
통증 유발기전		관상 순환계의 불충분한 혈액공급	
통증	부위	흉골중앙하부, 좌측 견갑골과 좌측팔로 방사, 우측어깨, 턱 상복부, 목으로 방사	흉부 중앙부위, 양쪽 가슴에 격렬하고 쥐어짜는 듯한 분쇄성 흉통, 팔, 목 등으로 방사
	지속시간	짧다. 1~5분(대부분 2~3분)	30분 이상
	악화요인	심한 운동, 식사 후, 추운 날씨, 습한 기후, 정서적 흥분, 심한 스트레스	운동, 불안, 긴장 등
	완화	휴식, NTG 투여	휴식, NTG로 완화되지 않음 / 마약성 진통제 투여(morphine sulfate)

⑥ 심근경색증 환자의 일반적인 간호중재
  ㉮ 24시간 동안 절대안정
    안정은 손상된 심근에 산소화를 돕고 스트레스를 감소시킴.

㉯ 반좌위 자세를 취함
　　횡경막이 하강되어 폐의 확장과 환기증진, 정맥귀환량을 감소시켜 폐울혈을 예방
　㉰ 변비예방
　　변비로 인한 간장 해소를 위해 대변 완화제 사용
　㉱ 소량의 부드러운 음식 섭취
　　ⓐ 첫 48시간 동안 유동식, 그 후에는 연식을 6회/일 섭취함.
　　ⓑ 지나치게 뜨겁거나 찬 음식은 피함.
　　ⓒ 저염식이
　㉲ 진통, 진정제 투여
　　심한 흉통시 morphine IV
　㉳ 활력징후 1~2시간 마다 점검(심전도 관찰)
⑦ 급성기 심근 경색증 환자를 위한 간호중재 국 시
　㉮ CCU 입원
　　계속적 감독, 모니터링, 전문간호, 즉각적 응급치료 가능(불안 감소시킴)
　㉯ 진통, 진정제 투여
　　ⓐ 심한 흉통시에 morphine sulfate 1~4mg IV투여
　　ⓑ 대상자가 통증 호소할 때 즉각적으로 상황을 평가
　　ⓒ morphine 투약 전후 V/S 체크
　　　• morphine은 호흡감소와 저혈압 유발 가능.
　　　• 호흡이 12회/분 이하이면 morphine 투여를 금함.(*투여 전 호흡수 관찰)
　　　• 진정제 투여 후 침상난간 올려주고 심호흡 격려(폐렴, 무기폐 예방)
　㉰ 24시간 동안 절대 안정
　　ⓐ 안정은 손상된 심장에 산소화를 돕고, 스트레스를 감소시킴.
　　ⓑ 안정된 후 의자에 앉는 자세는 정맥정체를 막고, 장과 방광 및 호흡기능을 증진시킴.
　㉱ 반좌위(Fowler's position) 취해 줌.
　　ⓐ 횡경막 하강으로 폐 확장과 환기를 증진시킴.
　　ⓑ 심장으로의 정맥 귀환혈을 감소시켜 폐울혈 예방
　㉲ 침상옆 변기 사용 : 중증 대상자는 유치도뇨관 삽입함.
　㉳ 매일 colace를 구강 투여함
　　장운동 부드럽게 하여 변비와 이로 인한 긴장을 해소시킴.
　　ⓐ 쓴맛을 없애기 위해 과일주스에 타서 준다.
　　ⓑ 대상자가 대변을 못볼 경우 배변 완화제 처방함.
　㉴ 식이
　　ⓐ 처음 48시간 동안은 유동식을 줌.
　　ⓑ 다음은 1200cal의 연식을 6회로 나누어 줌.
　　ⓒ 지나치게 차거나 뜨거운 음료는 피하도록 함.
　　ⓓ 미음 : CPR 시행시 흡인과 구토 위험 예방
　　ⓔ 적은 양의 부드러운 음식 : 소화 도움.

ⓕ 저염식이
　　　• 수분의 정체를 막아 심장 부담 경감시킴.
　　　• 극히 뜨겁거나 찬음료 : 미주신경 자극-부정맥 유발 가능
　㉮ 수면제 취침 전 투여
　　ⓐ 급성 심근경색증의 경우 신체적, 정신적 안정이 절대적으로 중요함.
　　ⓑ 진통제, 진정제, 최면제 : 통증, 두려움, 불안은 혈중 카테콜라민의 분비를 증가시킴으로 산소요구도를 경감시키기 위해 투여
　㉯ 산소공급
　　ⓐ 비강카테터로 2~4L/분, 습도 조절된 산소 공급
　　ⓑ 건조한 산소는 기관지 점막에 손상을 줌.
　　ⓒ 호흡곤란, 흉통, 쇼크, 창백증, 폐수종 경감시킴.
　㉰ 혈압, 맥박, 호흡은 1~2시간마다 check
　　ⓐ 수축기 혈압 : 170mmHg 이상 또는 100mmHg 이하, 맥박 : 110회/분 이상 또는 60회/분 이하는 보고함.
　　ⓑ 호흡 : 12회/분 이하 또는 24회/분 이상, 호흡곤란, 기타 호흡기 증상이 나타날 때 즉시 보고
　㉱ 체온은 4시간마다 측정
　　ⓐ 체온 : 38.5℃ 이상일 때 보고
　　ⓑ 열이 6~7일 지속되면 폐감염을 암시 - 탈수 증상 관찰
　㉲ I/O 측정 : 소변 배설량이 30ml/hr 이하, 비중이 1.020 또는 그 이상일 때 보고
　㉳ 심전도 모니터, 3일 동안 혈액 효소 측정
　㉴ 정맥으로 수액 공급(5% D/W 10~20ml/hr)
　　• 응급시에 간호사가 즉시 수행할 수 있는 특별지시 사항
⑧ 약물요법(Digoxin, Lidocaine, Morphine) 국시

Digoxin injection : 0.25mg/1ml(ample) p.o : 0.25mg, 0.02 mg(tablet)

　㉮ 효능 : 심근의 수축 능력을 증강
　　ⓐ 부정맥 : 심방세동(atrial fibrillation)에서 심실박동을 원만(심실 박동수 감소)하게 하는 효과
　　ⓑ 울혈성 심부전증 : 심근 수축력을 증가시켜 심박출량을 증가시키는 효과
　　ⓒ 심방 조동 : 방실결절의 불응기를 연장시키고 심실 박동수를 감소시킴.
　　　심방 조동에 digitalis 사용시 심방세동으로 전환되어 심실 박동 조절을 쉽게 할 수 있다.
　　ⓓ 기타 부정맥 : Paroxysmal tachycardia
　㉯ 약리작용
　　digoxin을 투여하면 세포내 Na^+의 증가 & Sarcoplasmic reticulum 내의 저장 Ca^{++}이 증가하므로 다음 활동전위에 의하여 많은 Ca^{++}이 세포질 내로 유리되어 심근 수축력이 항진된다.

ⓓ 심혈관계에 미치는 작용
  ⓐ 심박출량
    • 심근의 수축력을 증강시키는 동시에 전신의 소동맥과 정맥에 중등도의 수축을 일으킴.
    • 중추성으로 교감신경 긴장도를 증가시켜 그 결과 말초저항이 증가된다.
    • 심부전이 있는 경우 심장의 충만압에 대한 심장의 작업능력이 저하된 상태이므로 이 작업능력을 현저히 증가시켜 심박출량의 증가를 보여 준다.
  ⓑ 심장박동수 감소
    • 미주신경성 영향
      – 경동맥동에 위치한 압수용체의 감수성을 예민하게 함으로써 반사적으로 일어남.
      – 중추의 미주신경핵과 결절신경절에 작용하여 원심성 미주신경의 흥분도를 증가시킴.
    • 미주신경외적 영향 : 동방결절 및 자극전도 조직을 억제함으로서 일어난다.
  ⓒ 2차적 영향 : 심근을 포함한 전신조직 장기의 혈액순환이 양호하게 함.
  ⓓ 심근의 전기생리학적 현상에 대한 작용
    • 자율성 : 동방결절의 자율성을 억제하여 심박수를 줄인다.
      – 심방 및 자극전도계에 대해서는 digitalis의 직접작용이나 미주신경성 영향이 불응기를 연장
      – 심방 : 미주신경성 영향은 거의 없고 Digitalis의 직접작용에 의해 불응기 단축
      – 심전도상의 Q-T interval이 감소
    • 흥분성 : 심방근, 전도계 및 심실근의 흥분성을 모두 억제
  ⓔ 이뇨작용
    심박출량이 증가됨으로써 신장혈류량이 개선되고 그 결과 뇨량이 증가한다.

	소화관 흡수	작용출현	최고효과 시간(V)	혈중반감기	배설경로	일일유지 용량(경구)	일일유지 용량(경구)
Digoxin	60~85%	5~30분	1.5~3시간	36시간	신장	경구 : 0.75~1.5mg 정맥 : 0.5~1mg	0.25mg

ⓔ 용량
  ⓐ 정맥투약
    • 초기용량 : 0.25~0.5mg으로 시작. 이후 4~6시간마다 0.25mg(포화량 1~2mg)IV
    • 유지용량 : 0.125~0.5mg/day
  ⓑ 경구투약
    • 초기용량 : 0.5~1mg으로 시작. 이후 6~8시간마다 0.5mg(포화량 1~4mg) 경구 투여
    • 유지용량 : 0.25~0.5mg/day
ⓕ 부작용 국시 : 복용대상자의 20%에서 나타나는 흔한 문제이다.
  ⓐ Digitalis의 초기 독작용
    • 식욕부진, 오심, 구토, 두통, 전신권태 등을 관찰
    • 서맥, 조기심실수축, 발작성 심방성 빈맥 및 심실성 부정맥 등의 심부정맥을 주의
  ⓑ 노인대상자 : Digitalis 제제에 민감하므로 서맥과 신장기능 장애를 사정함.

ⓒ 혈중 potassium 관찰
　　Digitalis제제를 이뇨제와 병용할 경우 potassium치가 감소하므로 주의
ⓓ 전해질 감소 증상
　　기면, 무감동, 혼동, 식욕부진, 요량 감소, 질소혈증 등을 관찰
ⓔ Digitalis 부작용 유발 요인
- 심근경색증
- 저칼륨혈증
- 신장 혹은 간질환
- 이뇨제 복용
- 설사
- 식욕상실
- 노령
- 폐질환에서 저산소증과 과잉탄산증, 산증, 염기증에 유의

ⓕ 투약 전 심첨 맥박을 일분간 측정
- 서맥이나 심박수의 변화가 심하면 약물투여를 중지하고 주치의에게 알린다.
- 맥박이 1분간 60회 이하이면 투약을 일시적으로 중지한다.

ⓖ 혈중 potassium 농도를 측정해야 할 경우는 혈액 채취를 한 후 투약을 시작한다(혈중 digoxin level측정).

lidocaine 국 사

㉮ 약리작용
ⓐ 국소마취제
ⓑ 심근세포막의 Na+ channel 통과를 촉진
ⓒ 심장의 탈분극화 속도를 억제하여 흥분, 전도, 수축을 저하시킨다.

㉯ 적응증
ⓐ 심실조기수축(심실기외수축)의 치료에 특효가 있는 부정맥제
ⓑ 심실빈맥이나 심실세동으로 발전하는 것을 방지
ⓒ 분당 5개 이상의 심실조기수축이 있을 때나, 연속해서 2회 이상의 심실조기수축이 있을 때 또는 여러 가지 모양으로 나타내는 심실조기수축이나, T파에 심실조기수축이 생길 때 사용한다.
ⓓ 심실세동이나 심실빈맥이 제세동기로 회복되지 않는 소생술일 때 첫 번째로 선택되는 약제

㉰ 투약방법
ⓐ 정맥투약
- 200~300mg을 3~4회 나누어 5~10분 간격으로 IV하되, 분당 2~3mg을 되도록 IV drip함.
- 주로 간에서 대사되므로 반감기는 간의 혈류량, 심박출량과 정비례

ⓑ 경구투약
- 장에서 흡수된 약이 문맥을 통해 간을 한 번 지나면서 약의 80% 정도 대사되기 때문에

치료효과가 떨어지고 간에 대한 독성 심함.
- 동량의 다른 항부정맥 제제와 비교해 볼 때 리도카인은 심근억제를 덜 일으킨다.
㉣ 부작용
ⓐ 신경증상
현기증, 시력악화, 발한, 혼수, 저혈압, 경련(중추신경계 부작용 심함)
ⓑ 심장
과량 사용시 심근의 수축력 감소

Morphine 10mg/amp.

㉮ 관상동맥환자의 흉통완화를 위해 투여
ⓐ 2~4mg IV(경색으로 인한 심한 통증은 강한 약제를 요구함)
호흡감소로 인한 환기 저하와 저혈압, 서맥 초래할 수 있다.
ⓑ 호흡 1분에 12회 이하시 금함 : 길항제인 Naloxone 준비
㉯ 급성 중독
동공 축소, 서맥, 느리고 주기적 호흡, 저혈압, 졸림, 무반응

(6) 협심증

> **선배들의한마디**
> 협심증에 관한 질문들은 대다수가 질환 자체에 관한 사항보다는 NTG 약물요법에 관한 질문이었다.
> 본 장에서도 협심증에 관한 자세한 사항을 다루기보다는 NTG 약물요법에 초점을 맞추었다.

▶▶▶ 병원면접기출문제

1. 협심증 환자가 흉통을 호소할 때 투여하는 약물과 그 약물은 최대 몇 번까지 투여가능한지, 몇 분 간격으로 투여하는지 설명해 보세요.

① 정의
관상동맥의 협착으로 심근에 불충분한 혈액 공급으로 심근의 허혈과 흉통이 발생되는 상태
② 원인 및 병태생리
㉮ 심근의 산소공급 저하
㉯ 심박출량의 증가로 인한 심장의 과부담
㉰ 심근의 산소 요구량 증가
③ 증상 : 발작적이고 일시적인 흉통, 호흡곤란, 실신, 심계항진, 현기증, 소화장애

> 참고 ❈ 흉통
> · 양상 : 중압감, 질식감, 작열감, 왼쪽 어깨와 팔로 방사
> · 지속시간 : 1~5분, 과음, 과식, 극도의 흥분시 15~20분 지속
> · 악화요인 : 운동 후, 식사 후, 추운 날씨나 습한 기후에 노출, 정서적인 흥분, 심한 stress

④ 약물요법 국시

nitroglycerin(NTG) : SL, IV로 투여

㉮ 약리작용
   혈관벽을 구성하고 있는 평활근에 작용하여 혈관을 이완시키는 것
   ⓐ 순환기 계통
      · 큰 혈관일수록 혈관확장이 현저하며 내장 혈관의 확장이 가장 크고 뇌혈관, 폐혈관 순이다. 얼굴과 목의 피부혈관이 확장되면서 얼굴 홍조가 나타나기도 한다.
      · 관상동맥의 수축으로 일어나는 variant angina에서 관상동맥과 그 측부 혈관을 확장시켜 심근 혈류를 재조정한다.
      · 말초혈관의 확장으로 말초저항이 감소되어 좌우심실의 이완기압이 감소되고 대정맥으로부터 혈액 유입이 감소되므로 심박출량이 감소, 심부담을 줄인다.
   ⓑ 기타 평활근
      · 기관지 평활근도 이완시켜 천식치료에도 이용하나 흔치 않다.
      · 담낭, 담관 등 위장관 평활근도 이완시켜 연동운동이 억제되어 소화불량, 변비를 유발하거나 세뇨관 및 자궁 평활근도 이완시킨다.

㉯ 용량
   ⓐ 협심증 환자의 통증 완화 및 재발 예방
   ⓑ 수술과 관련된 고혈압, MI와 병합된 CHF 치료
   ⓒ 설하 투여시
      · tab : 0.6 mg
      · 이유 : 구강점막에 의해 빨리 흡수되기 때문
      · 협심증(동통) 발생 직전에 투여
      · 5분 간격으로 3회 반복 투여 가능하며 15분 이내에 완화되지 않으면 의사를 부르거나 응급실 방문한다.

㉰ 부작용
   ⓐ 신경계 : 현기증, 두통, 허약감
   ⓑ 심혈관계 : postural hypotension, palpitation, tachycardia
   ⓒ 위장관계 : 오심, 구토
   ⓓ 피부혈관확장, 과민반응, sublingual burning

㉱ 간호
   ⓐ 경구약은 차고 어두운 곳에 보관하며 6개월간 유효하다.
   ⓑ 질산염에 과민반응이 있거나 뇌출혈, 두부손상, 심근과 hypertropy, 심한 빈혈의 경우에는 투여하지 않는다.
   ⓒ 급성 심근 경색의 초기 환자나 Q-wave가 있는 전벽 심근경색

ⓓ 초기에는 두통이 나타날 수 있으나 아스피린이나 두통약 투여로 해결할 수 있다.
ⓔ 대상자에게는 알코올 섭취를 금한다(＊혈관확장 작용이 증강되어 혈압저하를 촉진시킴).
ⓕ 체위성 저혈압이 발생되므로 대상자를 움직일 때 천천히 한다.
ⓖ 설하투여는 2~3분 내에 발작성 통증이 사라지며 지속시간은 30분이므로 항상 가까이 두어 재빠르게 이용할 수 있도록 한다.
㉱ 간호진단 및 중재
　ⓐ 심근허혈과 관련된 안위변화 : 흉통
　　• 흉통시 휴식 취하기
　　• NTG SL 복용 : 0.6mg을 5분 간격으로 3회까지 투여가능. 통증 지속되면 ER방문
　　• NTG 준비, 제조일로부터 6개월이 지나면 약효 없음.
　　• 건조하게, 햇빛 차단용기에 보관
　ⓑ NTG 자가투여와 관련된 지식결여
　ⓒ 협심증악화 및 위험요인의 조절과 관련된 지식결여
　　• 위험요인 제거 한다.
　　• 규칙적인 운동, 금연, 생활양식 변화, 적절한 휴식 취하기
　　• 필요시 신경안정제 투여
　ⓓ 심맥관 수술과 관련된 불안/공포

(7) 심부전 국 사

▶▶▶ 병원면접기출문제

> 심부전 환자의 전반적인 증상과 간호에 대해 말해 보시오.

① 우심부전
　㉮ 원인 : 폐동맥압 상승 → 우심실의 과부담
　　ⓐ 좌심실 부전을 초래하는 질환
　　ⓑ 폐색전
　　ⓒ 과중하게 부담이 되는 수액
　　ⓓ 만성폐쇄성 폐질환 : 폐결핵
　　ⓔ 폐인성 고혈압
　　ⓕ 폐인성 심증후군
　㉯ 증상
　　ⓐ 체중증가
　　ⓑ 발목이나 경골주위 부종과 색소침착
　　ⓒ 복부팽만, 식욕부진, 오심, 소화불량
　　ⓓ 흉골하부 통증

ⓔ 요흔성 부종(의존성 부종)
ⓕ 복수
ⓖ 경정맥의 팽창 및 박동
ⓗ 간종창, 중심정맥압 증가
② 좌심부전
㉮ 원인
좌심실이 펌프로서의 기능을 제대로 수행하지 못함으로써 순환계에 불균형을 초래하는 상태 좌심실의 심근 손상이 원인
ⓐ 고혈압
ⓑ 급성심근 경색
ⓒ 빈맥성 부정맥
ⓓ 심근염
ⓔ 증가된 순환혈량
ⓕ 판막성 심장질환(승모판 협착증)
ⓖ 매독이나 선천성 기형으로 인한 대동맥 판막질환
㉯ 증상
ⓐ 허약감, 피로감
ⓑ 소변량 감소
ⓒ 혼미, 흥분, 불면증
ⓓ 발한
ⓔ 숨이 참, 기좌호흡, 발작성 야간성 호흡곤란, 빈맥, 기침, 분마성 리듬, 감소된 제1심음과 폐잡음 증가, 확대된 PMI, 교차맥, 폐동맥압 증가
③ 병태 생리
좌심부전으로 인한 폐울혈은 우심실에 과중한 부담을 주게 되고 얼마 후에는 우심부전이 일어난다. 반대로 우심부전으로 인한 정맥 울혈은 모세혈관으로의 순환혈류를 차단함으로써 좌심실에 과부담을 주게 되어 결국 좌심부전을 일으킴.
④ 심부전 대상자를 위한 간호
㉮ 안정 및 체위
ⓐ Fowler's position, 좌위, 침상 아래로 다리 내리고 앉기
ⓑ 조용하고 신선한 분위기 유지
ⓒ 방문객 제한, 증상 호전에 따라 가벼운 운동 실시
㉯ 산소투여
ⓐ 40~60% 산소를 6~9ℓ/min으로 제공
ⓑ 산소 분압 60mmHg이하일 때 endotracheal tube or ventilator 사용
㉰ 식이
ⓐ 저염식이
• light Salt restriction : 2~3g
• moderate Salt restriction : 0.8~1.2g

- strict Na⁺ restriction : 0.5g
- severe Na⁺ restriction : 0.25g
ⓑ 염분 대용 식품 : 양파, 후추, 레몬즙, 식초, 박하, 마늘 , 버섯
ⓒ 저염증후군 주의 : 허약, 오심, 구토
ⓓ 저칼로리 식이, 소화 용이한 음식 소량씩 자주 섭취
㉣ 투약
　ⓐ digitalization : 심근에 digitalis를 포화시킴으로써 치료적 효과를 기대하는 요법
　　- digitalis 중독 : 오심, 구토, 두통, 피로, 망상, 서맥, 심실성 빈맥, 복시, 여성형 유방
　　- 주의 : 투약 전에 1분 동안 심첨맥박 측정. 맥박 60회 이하이거나 빠르거나 불규칙할 경우 투약 중지하고 의사에게 보고
　ⓑ dopamine, dobutamine 투여
　ⓒ diuretics
　　- thiazide계 : 저칼륨혈증 유발
　　- furosemide(lasix)
　　가장 강력하고 빠른 효과. 그러나 급속히 체액량 감소시켜 혈전형성 촉진. 저나트륨혈증, 저칼륨혈증 유발
　　- spironolactone(aldactone) : 고칼륨혈증 유발
　　- 혈관이완제 - NTG, isodril, nitroprusside, trimethaphan, hydralazine
　　- ACE inhibitor - captopril
　　- 수분제한
　　- 불안제거 : 정보제공, 환자 및 보호자의 정서적 지지
㉤ 복막 및 늑막 천자
　ⓐ 정맥울혈로 흉수와 복수 발생
　ⓑ 주의- 2000ml/회 이상 하지 말 것
　ⓒ 대상자와 가족의 교육
⑤ 합병증
　폐수종, 고질성 심부전

5. 소화기계

> **선배들의 한마디**
> 소화기계에서 출제되는 부분은 크게 위, 간, 대장, 췌장, 담석에서 나온다. 특히 위와 간 파트에서는 출제빈도가 높으며, 위는 수술과 관련된 간호가 많이 출제된다.

(1) 위

> **콕~! 찍어주기**
> ※ 소화기계에서 간질환과 함께 위 절제술과 Dumping syndrom, 위내시경은 자주 출제.

▶▶▶ **병원면접기출문제**

1. 위절제술 후의 합병증은 무엇인가?
2. 위절제술 환자의 식이, 위절제술을 한 사람에게 가장 우선시 되는 간호는?
3. Dumping syndrome이란?
4. Upper GI bleeding과 Low GI bleeding의 차이에 대해 말해 보시오.
5. 위내시경 후 식사를 주는 시기는?

① 위의 주요 기능
  ㉮ 음식물 저장과 혼합, 십이지장으로 배출
  ㉯ 단백질 소화, 일부 지방 소화
  ㉰ 유즙 응고
  ㉱ 점액 분비 : 점막 보호
  ㉲ 알코올의 일부를 흡수
  ㉳ 내인자 : 항빈혈 요소
② 위절제술
  ㉮ 위절제술 전 간호
    ⓐ 대장에 있는 대변의 양을 감소시키거나 제거하기 위해 관장
    ⓑ 구토와 흡인의 위험을 줄이기 위해 수술 전 6~8시간 동안 금식
    ⓒ 수술의 형태에 따라 비위관이나 비장관을 수술 전 또는 수술실에서 삽입
    ⓓ 수술 동안 방광의 크기를 감소시키고 수술 후에는 소변량을 정확히 사정하기 위해 도뇨관 삽입
    ⓔ 환자교육 및 설명
      • 비위관 삽입
      • 복부 절개
      • 결장루 또는 회장루 생성
      • 식이섭취의 점차적인 증가

㉯ 위절제술의 합병증과 식이
  ⓐ 급속이동증후군(Dumping syndrome)
    • 원인 : 위절제술 후 생기는 문제로 식사 후 섭취된 음식물이 적절하게 섞이지 않고 또 정상적인 십이지장의 소화과정을 경유하지 않고 너무 빨리 공장(jejnum)으로 들어가기 때문에 생기게 된다. 대개 수술 후 6~12개월 정도 후 증상 소실
    • 증상
      – 어지러움, 빈맥, 발한, 창백, 심계항진, 설사, 눕고 싶은 생각
      – 상복부의 포만감, 팽만, 불편감, 복부경련과 오심
    • 식이관리
      – 한 번에 섭취하는 음식물의 양을 줄인다.
      – 고단백, 고지방 식이
      – 저탄수화물, 수분이 적은 식이
      – 체위 : 식사 시 – 횡와위, 반횡와위
              식사 후 – 누워 있는다.
      – 식전 1시간 동안이나 식사시 또는 식후 2시간까지 수분섭취를 하지 않는다.
      – 하루에 세끼를 먹는다.
      – 식사시간에 고형음식만 먹는다.
      – 천천히 먹는다. 식사시간은 적어도 40분 이상이어야 한다.
      – 음식을 완전하게 씹는다.
      – 완벽하게 음식을 씹을 수 없는 음식은 피한다.
      – 하루에 1500~2000mℓ의 물을 마신다 : 물은 위의 팽창을 피하기 위해 소량씩 마신다.
      – 식사시간 사이에 고열량 음료(밀크셰이크, 콜라, 맥주)는 피한다.
      – 기초식품군에서 식품을 선택한다.
      – 과식은 구토를 유발할 수 있으므로 팽만감이 있을 때는 금한다.
    • 약물 요법 : 진정제, 항경련제 복용 – 위 배출 속도 지연
    • 외과적 중재
      – 위장문합술로 만들어진 문합 부위의 크기를 줄인다.
      – Bilroth 2 ⇒ Bilroth 1 방법으로 전환
  ⓑ 변연궤양 : 위산이 수술부위에 접촉하여 생기는 궤양
  ⓒ 출혈
  ⓓ 알칼리 역류 위염
    위 유문부를 우회하는 수술을 하거나 제거하는 수술 시행 후 십이지장 내용물에 의해 생기는 알칼리 역류증
  ⓔ 급속 위확장
    • 증상 : 상복부 동통, 빈맥, 저혈압, 딸꾹질, 오심
    • 관리 : 비위관 삽입, 막힌 비위관 세척
  ⓕ 영양문제
    • 위절제술 후 흔히 발생

ⓐ 급속이동증후군(Dumping syndrome)
- 원인 : 위절제술 후 생기는 문제로 식사 후 섭취된 음식물이 적절하게 섞이지 않고 또 정상적인 십이지장의 소화과정을 경유하지 않고 너무 빨리 공장(jejnum)으로 들어가기 때문에 생기게 된다. 대개 수술 후 6~12개월 정도 후 증상 소실
- 증상
  - 어지러움, 빈맥, 발한, 창백, 심계항진, 설사, 눕고 싶은 생각
  - 상복부의 포만감, 팽만, 불편감, 복부경련과 오심
- 식이관리
  - 한 번에 섭취하는 음식물의 양을 줄인다.
  - 고단백, 고지방 식이
  - 저탄수화물, 수분이 적은 식이
  - 체위 : 식사 시 – 횡와위, 반횡와위
    식사 후 – 누워 있는다.
  - 식전 1시간 동안이나 식사시 또는 식후 2시간까지 수분섭취를 하지 않는다.
  - 하루에 세끼를 먹는다.
  - 식사시간에 고형음식만 먹는다.
  - 천천히 먹는다. 식사시간은 적어도 40분 이상이어야 한다.
  - 음식을 완전하게 씹는다.
  - 완벽하게 음식을 씹을 수 없는 음식은 피한다.
  - 하루에 1500~2000ml의 물을 마신다 : 물은 위의 팽창을 피하기 위해 소량씩 마신다.
  - 식사시간 사이에 고열량 음료(밀크셰이크, 콜라, 맥주)는 피한다.
  - 기초식품군에서 식품을 선택한다.
  - 과식은 구토를 유발할 수 있으므로 팽만감이 있을 때는 금한다.
- 약물 요법 : 진정제, 항경련제 복용 – 위 배출 속도 지연
- 외과적 중재
  - 위장문합술로 만들어진 문합 부위의 크기를 줄인다.
  - Bilroth 2 ⇒ Bilroth 1 방법으로 전환
ⓑ 변연궤양 : 위산이 수술부위에 접촉하여 생기는 궤양
ⓒ 출혈
ⓓ 알칼리 역류 위염
위 유문부를 우회하는 수술을 하거나 제거하는 수술 시행 후 십이지장 내용물에 의해 생기는 알칼리 역류증
ⓔ 급속 위확장
- 증상 : 상복부 동통, 빈맥, 저혈압, 딸꾹질, 오심
- 관리 : 비위관 삽입, 막힌 비위관 세척
ⓕ 영양문제
- 위절제술 후 흔히 발생

- 비타민 B₁₂, 엽산, 칼슘, 비타민 D 결핍(원인은 내인자의 부족 및 음식물이 장으로 너무 빨리 들어감에 따라 흡수 부적절)

ⓒ 위절제술 후 퇴원시 교육
ⓐ 생활속에서 스트레스 감소시키는 방법 교육
ⓑ 악성빈혈의 발생을 사정하기 위해 주기적으로 추후 검진을 받도록 한다.
ⓒ 소량씩 자주 먹고 천천히 먹을 것

③ 위내시경 검사 시 간호
㉮ 검사 전
ⓐ 8~12시간 NPO
ⓑ 검사 시행전 구강인두의 분비물을 줄이고 서맥을 예방하기 위해 항콜린성 약물 투여
ⓒ 대상자의 이완을 돕기 위해 diazepam, meperidine(Demerol) 투여
ⓓ 의치 제거, 구강감염, 병변 사정
ⓔ 인두 후방에 국소마취제 분무 : 분무 후 침삼키는 것 금기
ⓕ 곡반 준비
ⓖ 검사시 승낙서 받기
ⓗ 검사전 교육 실시 : 안정제 사용할 때 검사 후 최소 12시간 동안 운전 금기

㉯ 검사 후
ⓐ 활력징후 자주 측정
ⓑ 안정제나 국소마취제가 풀릴 때까지 흡인을 예방하기 위해 옆으로 눕히며 구개반사가 돌아올 때까지(2~4시간) 금식
ⓒ 구개반사가 돌아온 후 목의 자극이나 쉰목소리 완화를 위해 마취성 인후함당정제나 생리식염수로 함수
ⓓ 천공증상 사정 : 출혈, 발열, 연하곤란

④ 위궤양과 십이지장 궤양의 비교

> **콕~! 찍어주기**
> ※ 위궤양과 십이지장궤양에 관한 질문은 소화기계 파트에서 난이도를 낮춰 질문을 할 경우 물어 볼 수 있다.

	만성 위궤양	만성 십이지장궤양
연령	보통 50세 이상	보통 40~50세
성별	남 : 여 = 1 : 1	남 : 여 = 2 : 1
혈액형	관련없음.	O형이 많음.
영양상태	불량	좋음.
위장내 산	정상~분비저하	과도분비

출혈	토혈 > 혈변	혈변 > 토혈
악성가능성	10% 이하	드물다.
재발	수술 후 거의 없음.	발병가능
주위점막	위축성 위염	위염없음.
통증양상	공복시 통증경감 • 음식이나 제산제에 의해 통증이 완화되지 않음. • 상복부 중앙에 둔한 통증	공복시 통증유발 (식후 1~3시간 후나 한밤중에 발생함) • 종종 음식이나 제산제에 의해 완화됨. • 상복부 중앙에서 늑골 가장자리를 따라 등쪽으로 방사

⑤ 소화성 궤양시 출혈 응급간호
  ㉮ 궤양이 혈관 부위를 통과하여 침식해 들어갈 때 출혈 발생
  ㉯ 증상
    ⓐ 커피 찌꺼기 같은 물질을 토하거나 검은색 대변을 보는 것
    ⓑ 위에 있는 혈액이 산성소화 되면 덩어리가 지는 검은 색 물질을 토해내게 되고, 십이지장 이하의 장에서 소화되면 검은색 대변을 봄. 저혈압, 약하고 가는 맥박, 오한, 심계항진, 발한 같은 쇼크 증상이 나타남.
  ㉰ 중재
    ⓐ 저혈량성 쇼크를 치료하고 탈수와 전해질 불균형을 예방하여 출혈을 멈추게 한다.
    ⓑ 금식, 출혈이 멈출 때까지 정맥으로 수액공급
    ⓒ 비위관을 삽입하여 출혈 정도를 사정, 위의 팽만을 막고 위내 혈액을 제거하기 위해 실온의 생리식염수로 세척
    ⓓ vasopressin 정맥 투여
⑥ 대변 검사
  ㉮ 대변의 색, 밀도, 양, 잠혈, 선혈의 여부를 확인
  ㉯ 대변내 혈액의 색깔에 따라 위장관의 어느 부위에서 출혈이 있었는지 알 수 있다.
  ㉰ 소량의 선혈 : 치질환자
  ㉱ 검붉은 색 : 상부위장관에서의 출혈을 의미
  ㉲ 잠혈 확인 방법
    • 채변을 종이 슬라이드 위에 놓고 액체의 현상액 또는 시약으로 검사
    • 간호사가 직접 환자를 간호하면서 검사할 수 있는 방법
      – 하얀색 휴지 위에 약간의 대변을 올려 놓고 비벼보아 육안으로 관찰할 수 있으나 정확한 결과를 얻기 위해서는 검사실로 의뢰해야 한다.
    • 대변검사 3일 전부터 육류제한식이, 연속적으로 3일 검사.

(2) 간

> **선배들의한마디**
> 간질환에 대해서는 면접시 소화기계 파트에서 가장 많이 출제되므로 숙지하고 있어야 한다. 특히 간염환자 간호와 간질환에서 문제가 되는 혈청 암모니아를 떨어뜨리기 위한 간호중재는 꼭 알고 가자!

▶▶▶ **병원면접기출문제**

1. 간염 환자의 식이에 대해 말해 보시오.
2. LC의 합병증은 무엇인가?
3. LC의 증상은?
4. LC 환자에게 증상완화를 위해 관장을 해 주는데 무슨 이유인가?
5. 복수의 원인은?
6. B형 간염의 경로와 간호에 대해 설명하시오.

① 간의 기능

> **콕~!찍어주기**
> ※ 간의 기능에 관해서는, 면접기출문제에 없지만, 간의 기능에 관해서는 충분히 질문이 들어올 수 있음을 잊지 말자!

㉮ 담즙 생산
Bilirubin, 담즙산염, cholesterol, lecithin, 지방산 등으로 구성된 담즙을 하루 600~1200㎖ 생산·분비한다.

㉯ 탄수화물 대사
당원형성, 당원분해, 당질 신생

㉰ 지방대사
지방산 산화작용, Lipoprotein 형성, 콜레스테롤과 Phospholipid 합성, 당질과 탄수화물로부터 체지방 합성

㉱ 단백질 대사
탈아미노산 작용, 암모니아를 urea로 전환, 혈장단백 형성, 화학물질 해독작용

㉲ 응고작용
prothrombin, fibrinogen 및 다른 혈액응고 인자를 합성한다. 또한 항응고제인 heparin도 생산한다.

㉳ 스테로이드 대사 및 기타 호르몬 대사
부신피질 스테로이드를 불활성화하여 신장에서 배설토록 한다.
estrogen, progesterone, testosterone, aldosterone 대사에 관여

⑭ 해독작용
　　환원, 가수분해, 포합, 산화 순환으로 배출된 물질의 저장과 퇴화과정을 거쳐 해독
⑮ 방어기능 : 세망내피세포가 식균작용
⑯ 순환기능 : 혈액저장과 여과
② 간염
　㉮ 여러 가지 형태의 바이러스성간염의 비교

	A형 간염	B형 간염	C형 간염	D형 간염
이전 이름	감염성 간염	혈청성 간염		델타요소 간염
전파 경로	분변 – 구강 통로, 사람과 사람의 접촉, 음식물을 통해	혈액이나 체액의 직접적인 접촉, 성적 접촉.	혈액이나 체액의 직접적인 접촉, 수혈	혈액이나 체액의 직접적인 접촉, 성적 접촉
급성기의 진단	Anti–HAV lgM	HBsAg/anti–HBc	A형 간염과 B형 간염을 제외	Anti–HD lgM/ HBs–Ag
후천성 면역	일생을 통해	일생을 통해	일생을 통해	일생을 통해
잠복기	15~50일	8~12주	5~12주	3~12주
발생	갑작스럽게	잠행적으로	잠행적으로	잠행적으로
질병과정	단기간 급성	장기간, 급성, 만성	중기간, 급성, 만성	장기간, 급성, 만성
합병증과 보균자 대상	합병증 발생은 드물다. 보균자도 없다.	급성의 경우에는 5~10%가 보균자 만성간질환의 합병증이 있다.	보균자는 감염의 10~14%에서 만성 간질환을 야기시킨다.	보균자의 대부분에서 만성 활동성 간염 또는 간경화를 야기시킨다.
예방을 위한 면역 글로불린	IG	HBIG / IG		B형 간염을 예방하기 위한 HBIG
유효한 백신	없음	있음	없음	B형 간염 백신이 D형 간염을 예방한다 해도 D형 자체 백신은 없다.

　㉯ 간염의 사정과 간호중재
　　ⓐ 사정
　　　• 간염의 유형
　　　• 환자가 지니는 전염력의 정도
　　　• 체중변화와 체력수준
　　　• 증상
　　　　– 황달, 회백색변

- 소변이 짙어짐.
- 소양증
- 복부의 오른쪽 위구역(RUQ)에 통증
- 발열
- 피로와 쇠약
- 식욕감퇴, 오심, 구토
- 출혈 경향
- 빈혈
• 활력징후: 감염이 있으므로 빈맥과 미열이 있기도 하다.
• 혈청내 간효소 (AST, ALT): 간이 손상될 수록 상승된다.
• 환자의 가족의 지식수준: 질병과정과 질병의 전파방법 및 관리에 대한 지식.

ⓑ 간호중재
• 목적: 환자의 통증이 경감되고, 정상 영양상태와 활동수준을 회복하며, 타인에게 전염되지 않도록 하는 것이다.
• 장기간의 침상안정과 휴식: 일상생활로 돌아가기 전 환자의 체력을 사정해야 한다.
• 적절한 식이
 - 영양이 많은 아침식사
 - 양이 많고 기름기가 많은 음식은 피한다.
 - 고단백, 고탄수화물, 보통량의 지방섭취(간성뇌질환이 있으면 저단백식이)
 - 소량의 식사를 자주 제공
 - 술은 간성 독성물질이므로 금주, 진정제나 aspirin도 복용금지
• 간부전의 증상과 징후를 주의 깊게 관찰한다.
 (간부전은 흔히 발생하는 합병증으로 간이 독성물질을 대사하지 못하여 혈중 독성물질 농도가 상승됨으로써 기면, 혼수, 성격변화 등의 증상이 나타나는 것이다.)
• 혈청검사 결과 관찰
 - ALT : 정상범위 5~35V/ml
 - AST : 정상범위 5~40U/ml
 - Direct bilirubin : 정상범위 0.1~0.3mg/dL
   혈청 bilirubin 상승시 피부, 소변, 공막이 누렇게 변한다.
   대변은 bilirubin의 배설 정도에 따라 엷은 갈색 또는 밝은 회색을 띠게 된다.
 - ALT, AST, Direct bilirubin 상승하고, prothrombin time이 지연되면 간이 손상되었음을 의미
• 출혈의 증상이 있는지 관찰한다.
 - 간세포가 손상되어 간에서 prothrombin을 합성하지 못하고 또한 소화관에서 비타민 K의 흡수량이 부족함으로써 prothrombin time이 지연된다(정상범위 : 11~15초).

- 혈액응고 능력이 떨어짐을 의미
- 환자에게 출혈의 증상이 있는지 관찰한다.
- 대변과 소변에 잠혈이 있는지, 아니면 대변의 색깔 변화가 있는지 확인하며 이런 증상이 있으면 기록, 의사와 상의한다.
• 정서적 지지
• 소양증에 의한 피부상처 방지
• 질환에 대한 지식부족 교정

㉰ 만성 간염환자의 경우 국시

ⓐ 정상적인 기전 : GI Tract의 bacteria Liver 단백질 → 암모니아 → glutamine 전환 → 요소로 전환되어 신장으로 배설, (단백질은 위장관에 있는 박테리아에 의해 암모니아로 되고 이것이 간에서 glutamine으로 전환되어 다시 요소로 전환되어 신장으로 배설되어야 한다)
ⓑ 비정상적인 기전 : 간세포의 파괴로 암모니아를 해독시키고 요소로 전환시키는 것에 실패하면 암모니아의 축적으로 인해 뇌의 손상과 기능장애를 일으킨다.
ⓒ serum-ammonia 상승의 증상 : 정신상태의 변화, 운동장애, 혼동, 정서 상태의 변화, 수면주기의 변화, 안절부절, 불면증, 운동실조증 등이 나타나며 글씨쓰기와 간단한 셈하기 등을 잘 하지 못하게 된다.
ⓓ 혈청검사의 결과 해석(B형 만성간염 환자)
• HBsAg(+) : 보통 80~90% 감염된 사람의 혈청에서 볼 수 있고, B형 간염이 급성인지 만성인지 혹은 보균자임을 의미
• HBeAg(+) : B형 간염 e항원. B형 간염에 심하게 감염된 상태를 나타내며 혈청내에 계속 있다면 만성간염으로 진행함을 의미한다.
• Anti-HBc(+) : 질병의 급성기에 지속적으로 나타나면 간에 계속적으로 B형 간염바이러스가 있음을 의미한다.
ⓔ 간호중재와 치료
• 간호중재로 글씨쓰기를 매일 해 보도록 한다.
• 항생제를 투여한다.
• 단백질을 암모니아로 전환시키는 장내세균을 감소시키기 위해 Lactulose로 관장을 하여 배설을 촉진시킨다.
• 운동장애와 혼동의식이 변화하므로 침상난간이나 억제대를 적용시킬 수 있다.
• 혈청 암모니아 수치 상승은 간염이 간성혼수까지 갈 수 있음을 암시
• prothrombin time이 지연되어 출혈위험이 있고, 현재 환자가 불안하고 주의 집중력이 감소되므로 낙상예방을 한다.

㉱ 간염 환자의 예방법
ⓐ 간염의 일반적 예방조치 중 가장 중요한 것은 모든 사람들이 철저히 손을 씻는 것이다.
ⓑ 모든 배설물, 소변, 혈액, 기타 체액은 감염 가능성이 있는 것으로 간주하고 적절히 처리해야 한다.
ⓒ 오염된 바늘이나 체액 또는 혈액과 접촉된 기구에 의해 혈액이나 대상자의 체액 접촉 우

　　　　려가 있을 때는 장갑, 마스크, 가운 등을 착용한다.
　　ⓓ 배설억제 능력이 있는 A형 간염 환자는 질병이 쉽게 전파되지 않으므로 격리실이 필요하지는 않다.
　　ⓔ 환자는 화장실에 다녀온 후 물과 비누로 손을 씻는다.
　　ⓕ 간호사는 대변으로 오염된 물건을 만지거나 변기를 만질 때 장갑을 착용해야 한다.
　　ⓖ 환자나 오염된 물질 또는 전염가능성이 있는 물질을 만진 후에는 항상 손을 씻어야 한다. 물론 입원한 환자가 장 감염이 있는지 항상 알 수 있는 것은 아니므로 손씻기는 모든 환자에게 해당된다.

③ 간경화증
　㉮ 정의 : 간세포가 손상되고 파괴되어 섬유조직으로 대치되고 단단해지는 상태
　　넓게 퍼진 섬유증과 소결절을 특징으로 하는 만성 진행성 질환
　　남자가 여자보다 많고, 알코올이 간경변증의 45% 차지 ⇒ 간세포에 퇴행성 변화가 오는 질병임.
　㉯ 원인 : 만성 간실질손상의 원인
　　B형 및 C형 바이러스성 간염, 만성 자가면역성 간염, 약물 및 독소에 의한 간염과 같이 만성활동성 간염을 유발하는 간질환, 만성 과다 음주, 간내의 담도폐쇄성 질환 등
　㉰ 병리 : 실질세포가 파괴되어 섬유성 상흔조직으로 대치되는 과정에서 정상 간엽구조가 파괴되고 섬유조직으로 둘러쌓인 간실질이 결절로 변하는 것
　　ⓐ 섬유화 → 간혈류 장애 → 측로, 뒤틀림, 협착 → 문맥압 항진
　　ⓑ 합병증 : 문맥고혈압, 수액정체, 간성 뇌질환

> **참고** ❈ 문맥성 고혈압
> ・섬유화로 인한 간의 구조적 변화
> ・섬유화가 심한 상태에서 재생성 결절이 생기면 간으로 들어가는 혈액의 흐름을 막게 되어 문맥압이 올라간다.
> ・문맥압의 지속적 상승 : 간 주변으로의 혈액 흐름이 증가하여 측부순환이 일어난다.
> ・간 경화증 환자의 측부순환 : 식도정맥, 복벽 정맥, 직장주위정맥

　㉱ 증상
　　ⓐ 소화기관이 불편하고 허약, 저항력이 약하며 건강하지 못한 오래된 병력을 갖는다.
　　ⓑ 영양불량으로 인하여 마르고 복수가 차며 문맥압 항진과 hypoalbuminemia가 있다.
　　ⓒ 다리의 정맥혈 귀환이 막혀 하지의 부종이 생긴다.
　　ⓓ 부행순환 발달로 인하여 복벽의 정맥이 두드러져 나온다.
　　ⓔ 문맥압 항진으로 인하여 식도 정맥류와 치질이 있다.
　　ⓕ 허약 상태가 심해지면 현훈과 혼수가 온다.
　　ⓖ 검사소견 : 혈청효소 상승(ALT, AST, LDH), 저알부민혈증, PT지연
　　ⓗ 손바닥 홍반, 변화로 체모 분포, 무월경, 고환위축, 여성형 유방
　　ⓘ 출혈성 경향(특히 위장계)

㉮ 간호중재
  ⓐ 적절한 영양유지
   • 목적 : 환자의 체중이 유지 또는 증진되는 것
   • 알코올 금지
   • 하루에 3~4회 소량의 식사를 하도록 한다(2000~3000cal /day).
   • 저염스낵, 에그녹(달걀에 설탕, 우유 등을 넣어 만든 음료)이나 아이스크림과 같은 음식을 제공
   • 환자의 기호에 맞추어 식욕을 돋구는 환경에서 식사를 제공
   • 간성혼수 : 일시적으로 단백질의 섭취량을 줄이고 고탄수화물식이, 수액을 공급한다.
   • 복수와 부종 : 염분과 수분섭취를 제한
   • 종합 비타민 투여 : 영양소 보충을 위해 담즙의 생산이 저하되어 지방흡수에 장애가 생기면 비타민 A, D, E, K를 보충한다.
   • 구강위생
    - 식욕을 증진시킬 수 있고 오심이 심한 경우엔 처방된 진토제를 식사하기 30~45분 전 투여
    - compazine & vistral 등은 간의 해독작용이 필요한 약이므로 간기능 저하시 투여하지 않는다.
   • 식욕부진이 심하고 구토가 있거나 먹지 못하는 환자는 비위관이나 정맥을 통하여 영양을 공급한다.
  ⓑ 피로
   • 목적 : 환자의 체력, 일상생활 참여도, 신체활동 정도가 증가하는 것
   • 영양이 결핍된 상태에서 쉽게 피로를 느끼므로 지나친 피로를 피하고 침상안정과 체력의 증진에 중점을 둔다.
   • 휴식은 간의 대사요구를 감소시키고, 조직의 산소이용을 줄여 주요기관에서 충분히 산소를 이용하도록 해 주고, 간으로의 혈액 공급을 증가시킨다.
   • 간기능이 손상되면 단백질과 함께 항체를 형성하는 능력이 감소하여 감염에 매우 민감하게 되므로 폐렴, 혈전성 정맥염, 욕창 등의 호흡기, 순환기, 혈관계의 문제를 예방하기 위하여 노력해야 한다.
   • 영양상태가 호전되고 어느 정도 체력이 회복되면, 활동의 증가와 약간의 운동을 휴식시간과 함께 계획하여 적용한다.
  ⓒ 피부손상 위험
   • 목적 : 피부의 통합성을 유지하고 소양증을 최소화하는 것
   • 쉽게 감염되고 손상에 대해 민감성이 증가한다.
   • 간헐적으로 압력이 달라지는 매트리스를 사용
   • 2시간마다 체위변경
   • 돌출부위 마사지
   • 피부청결과 건조
   • 반창고와 자극이 강한 비누 사용 금지

- 로션을 사용하면 피부가 진정된다. 복부 피부는 대부분 팽팽하므로 로션을 바르면 편안해 한다.
- 소양증
  - 비누 사용 금함. 전분 목욕
  - oil이 많은 로션을 바름.
  - 항히스타민 & cholestyramine을 투여
  - cuemid 6~10mg을 매일 4~7회 투여

ⓓ 통증
- 목적 : 적절한 통증 완화
- 소장의 경련이나 간 주위가 아픈 통증
  - 통증 사정
  - 기분전환 요법
  - 이완요법
  - 접촉성 자극
  - 체위 변경
  - 진통제 투여

> **참고** 알코올성 간경변증 환자의 진통제 투여시 - morphine, codein, acetaminophen, darvon 등의 진통제는 간에서 대사되므로 간 손상이 큰 경우에는 제한한다.

ⓔ 수분과다 위험
- 목적 : 수분과 전해질이 항상 균형을 이루고 복수가 감소하며, 단락을 만든 후 합병증이 나타나지 않는 것이다.
- 복수 관리
  - 식이
    나트륨 섭취 : 하루 200~500mg
    수분 섭취 : 1500㎖/day 제한
    환자와 가족에게 염분과 수분 섭취 제한 식이에 대해 설명 및 교육함.
  - 수분의 섭취, 배설량, 복위를 매일 측정
  - 체중을 매일 측정한다 : 매일 같은 시간에 같은 저울을 사용
  - 혈장 교질삼투압을 올려 체액이 순환혈액으로 들어가도록 하기 위해 알부민 정맥주입
  - 이뇨제 투여
    침상안정, 수분 및 전해질 제한으로도 복수가 해결 되지 않을 경우
    spironolactone, aldactone 투여 - 포타슘 배설을 촉진하지 않는다.
    lasix, thiazid diuretics 투여 - 포타슘 배설을 촉진시킴.
    이뇨제 투여로 인한 부작용 - 수분 및 전해질의 불균형, 저혈량증, 저칼륨증, 저염소성 알칼리증
  - 복수로 인해 횡경막이 압박을 받아 폐가 충분히 확장하지 못하면 폐합병증이 올 수 있다. ⇒ 침대머리를 올려주고 베개로 지지하여 폐환기를 돕는다.
  - 복수천자 시행

ⓕ 손상위험성 : 출혈예방
- 주사시에는 가장 가는 바늘을 사용, 주사 후에는 주사부위를 오랫동안 압박함.
- 출혈 관찰 : 잇몸 출혈, 자반증, 혈변, 혈뇨, 코 세게 푸는 것 등을 금하도록 함.
- 안전간호
- 배변완화제 투여로 변비 예방
- 교육 : 부드러운 칫솔 사용, 출혈시엔 빨리 병원을 방문하도록 교육

ⓖ 감각인지 변화 : 간성혼수
- 목적 : 암모니아 축적으로 인한 간성 뇌질환과 관련된 감각인지 변화를 정상으로 회복, 유지
- 환자의 정신적 상태, 신경학적 상태에 대한 전반적이고 계속적인 사정과 기록이 필요
- 황달과 복수, 문맥고혈압이 있으면 혼수의 증상을 예상해야 한다.
  대부분의 안정제, 진토제, 진정제 등의 약물은 간에서 대사되기 때문에 간성혼수의 촉발 요인이 될 수 있어 투약을 중지해야 한다
- 단백질 섭취 제한
- magnesium sulfate를 투여
- 식염수 관장을 하여 장에서의 암모니아 생성을 막고 장내의 혈액을 제거한다.
- neomycin을 투여하여 암모니아 생성을 막으 lactulose를 경구투여하여 암모니아의 흡수를 감소시키는데 이로 인해 배변이 잦아지므로 항문주위의 피부보호 필요.

㉯ Sengstaken-Blakemore(S-B) tube 국시
ⓐ 목적 : 간경변의 합병증 중 하나인 식도정맥류의 출혈 치료(간문맥압의 증가가 원인)
ⓑ 구조 : 내관(lumen)이 세 개(위장풍선, 식도풍선, 흡인관), 풍선이 두 개
ⓒ 방법
- 식도 내로 풍선을 집어넣어 팽창시켜 파열된 정맥류를 압박하는 방법
- 압력이 지나치게 큰 경우 식도 뒤의 기도를 압박하게 되고 경미하게는 식도에 지나친 압력이 가해져 식도 자체의 혈행을 방해해 괴사를 일으킬 수 있다.
ⓓ 간호
- 삽입하기 전, 풍선의 기능 확인
- 풍선의 압력은 25~30mmHg(지나치게 높으면 주위조직 손상위험, 풍선의 바람이 빠지면 관의 위치가 이탈되어 기도폐쇄의 위험)
- 공기누출을 확인하기 위해 자주 압력체크
- 침상 옆에 가위를 비치해 대상자에게 호흡장애가 나타나면 튜브를 잘라 풍선의 공기를 뺀 후 의사에게 보고함.
- 비강간호 : 적신 면봉으로 닦은 후 수용성 기름으로 닦아 부드럽게 해 줌.
- 구강간호
ⓔ 합병증
- 관과 관련된 자극 : 구강건조, 미란, 괴사 등
- 폐 합병증 : 관이 기침과 인두의 청결 작용 방해 → 분비물 축적 → 흡인성 폐렴
ⓕ S-B 튜브의 환자교육

- 대상자를 똑바로 앉게 하고 휴지 준비
- 스크린을 치고 충분히 밝게 한다.
- 비공을 깨끗이 하며 수용성 윤활제로 매끄럽게 하고 비강으로 넣을 수 있도록 대상자의 고개를 뒤로 젖힌다.
- 관이 통과할 때 삼키도록 격려
- 풍선의 압력으로 인한 조직 괴사 예방위해 주기적인 풍선 압력제거가 중요
- 식도 풍선은 24시간 이상 부풀려 있으면 안 된다.
- 흡인되는 것을 예방하기 위해 풍선 위에 축적되는 타액을 제거하는 것이 중요

(3) 췌장

▶▶▶ **병원면접기출문제**

> 췌장염 환자의 위관튜브 삽입 이유는?

① 췌장염
  ㉮ 정의 : 췌장액의 분비를 폐쇄시키는 위험한 염증
  ㉯ 분류 및 원인
   ⓐ 급성 췌장염
     - 급성 간질성 췌장염
       - 췌장 간질의 염증과 부종
       - 담낭질환과 같은 다른 질환 후 2차적으로 발생
     - 급성 출혈성 췌장염 (알코올 섭취)
       - 염증과 출혈의 확산
       - 췌장의 일부가 괴사되어 췌장의 섬유화가 일어나고 결국 췌장 기능이 손상된다.
   ⓑ 만성 췌장염
     - 췌장의 조직학적 변화
     - 정상조직이 결합조직으로 대체되어 가는 진행적이고 파괴적인 췌장의 질병
     - 췌장의 기능부전
  ㉰ 임상증상
   ⓐ 급성 췌장염
     - 증상
       - 증상이 나타나지 않을 수 있다.
       - 통증
       - 복부 불편감과 허리로 방사되는 지속적인 상복부 통증을 호소
       - 복통은 식후에 더욱 심해지며 구토를 한 후에도 완화되지 않는다.
       - 오심과 구토 : 과식이나 과음 후 발생
       - 심한 통증

- 복부 촉진시 압통과 복부 강직이 나타남.
- 잦은 구토
- 장운동 감소
- 저혈압 : 체액과 효소가 복강으로 소실되며, bradykinin과 kallikrein의 증가로 인해 발생
- 열
- 임상결과
  - 백혈구수치 증가
  - 혈청과 소변에서 amylase증가
  - 혈청 lipase 증가
  - 저칼슘혈증
  - 저알부민혈증
  - glucagon 분비 증가로 인한 고혈당
ⓑ 만성 췌장염
- 통증
  - 급성 복통이 나타났다가 사라지는 증상이 반복
  - 통증의 특성은 조이거나, 찌르는 듯하며, 둔하거나 쓰시는 듯하다.
  - 질병이 진행됨에 따라 급성 췌장염의 통증과 유사한 심한 통증을 자주 나타냄.
- 복부 촉진시 압통
㉴ 치료 및 간호
ⓐ 급성 췌장염
- 정맥요법 : 혈류량과 말초혈관의 관류량을 유지시키는 것이 매우 중요
- 담낭질환을 외과적으로 교정함으로써 치료
- 구강섭취를 제한시키고 비위관을 통해 장 내용물을 흡인하여 췌장 자극을 감소시킨다.
- 말초혈관에 정맥주입로를 가지고 있어 감염의 위험이 높으므로 예방적 목적으로 항생제 투여
- 통증경감
  - Meperidine(50~100mg)을 4~6시간마다 사용
  - 몰핀은 오디괄약근의 경련을 일으켜 외분비물을 더욱 감소시키므로 사용하지 않는다.
- 비수술적 중재에 반응하지 않는 위급한 급성 췌장염의 경우 췌장절제술을 시행
ⓑ 만성 췌장염
- 췌장을 휴식시키기 위해 구강섭취를 중지하고 효소의 생산을 감소시킨다.
- 증상이 심한 환자는 구강섭취를 완전히 제한하고 초기부터 비위관영양을 제공한다.
- 췌장자극을 감소
  췌장에서 효소와 중탄삼염의 분비를 자극하는 장 호르몬 secretin의 분비를 감소시킨다.
- 췌장 괴사가 있는 경우 항생제를 투여
- 수술로 치료할 수 없는 경우 단지 통증 경감을 위해 췌장을 완전히 절제하기도 한다.

(4) 담도

▶▶▶ 병원면접기출문제

담석수술 후 환자의 식이는?

① 담낭절제술
 ㉮ 수술 전 간호
  ⓐ 환자교육에 초점을 맞춘다.
  ⓑ 수술과정을 설명하고 담낭을 제거해도 일상생활에 지장이 없음을 설명한다.
  ⓒ 수술 후 기침이나 심호흡할 때 통증이 매우 심하기 때문에 절개부위에 부목을 대고 기침 발생시 호흡을 하도록 미리 교육한다.
  ⓓ 비만한 환자의 경우 : 수술 전 체중을 줄이도록 한다.
  ⓔ 영양불량 환자의 경우
   수술전 고칼로리, 고단백, 고탄수화물식이를 섭취하도록 한다.
  ⓕ 환자에게 출혈문제가 있는지 확인하고 있다면 교정한다.
 ㉯ 수술 후 간호
  ⓐ 배액관리가 매우 중요
  ⓑ 담낭절제술 환자의 경우 담낭 저부에 고인 삼출물을 배액하기 위해 penrose drain을 삽입한다.
  ⓒ penrose drain은 담낭 저부에 체액이 축적되는 것을 예방하기 위해 사용되며 수술 후 첫 24시간 동안 소량의 담즙과 장액 혈액성 배약물이 배출된다.
  ⓓ penrose drain에 포함된 담즙이 피부를 자극할 수 있으므로 수술 후 첫 24시간 동안은 드레싱을 자주 교환하여 드레싱을 건조하게 하고 무균적인 상태로 잘 유지시킨다.
  ⓔ T-TUBE 관리 국시

> ※ T-TUBE 관리사항
> • 목적 : 담도계 수술 후 총담관(common bile duct, CBD)의 개방성 유지 (→ CBD의 부종이 가라앉고 담즙이 정상적으로 십이지장에 배액될 때까지 keep)
> • T-tube dainage : 중력배액 system
> - 수술 당일은 적어도 2시간마다 배액양상 점검(색, 양)
> - 처음에는 담즙이 전부 튜브를 통해 배액되지만 10일 이내에 십이지장으로 흐름.
> • T-tube의 제거
> - 튜브를 clamping 하고 불편한 증상이 있는지 관찰(담즙을 십이지장으로 들어가게 하는 훈련)
> - 복강 내로 담즙이 흘러나온 경우 복막염을 유발하여 복부통증이 나타나므로 clamping 후 잘 관찰
> - CBD의 개방성 확인 : 담관조영술(T-tube cholangiogram)
> • T-tube clamping 후 5~7일간 이상증상이 없고 대변색깔 정상
> • 담즙이 십이지장 내로 들어가지 않으면 회색대변
> - T-tube의 기능유지 : 복부보다 배액백을 밑에 두어 중력에 따른 배액
> - 수술 직후 튜브가 꼬이거나 잠기거나 당겨지지 않도록 주의
> - 제대로 배액되지 않으면 간이나 혈류로 역류 : 황달 유발
> - 피부통합성 유지 : T-tube 절개 부위의 드레싱 자주 교환
> • 튜브 주위 피부를 깨끗이 씻어 담즙제거(담즙이 피부에 묻으면 피부손상)
> - 영양증진 : 저지방식이, 영양균형유지

ⓕ 담낭절제술 후의 일반적인 간호
- 수술 절개부위 통증으로 인해 체위변경, 심호흡, 기침을 하기 어려워 하므로 폐합병증에 매우 취약하다.
  절개부위를 지지하고 이러한 수술 후 간호가 잘 이루어지도록 주의한다.
- 장음을 청진하여 장운동이 회복되면 식이를 제공한다.
  - 식이 : 저지방, 고단백, 고탄수화물식이는 간 손상 예방 및 회복에 필수 비타민 부족을 보충한다.
- 외과적 절개부위에 감염과 같은 문제가 있는지 관찰한다.

(5) 대장

▶▶▶ 병원면접기출문제

1. 궤양성 대장염이란?
2. 만성 변비 환자에게 해 주어야 할 간호는?
3. colostomy 환자 간호에 대해 설명하시오. 특히 세척과 drain에 대해 설명해 보시오.
4. 장염 환자를 위한 수분과 전해질 불균형에 대한 간호계획은?

① 궤양성 대장염이란? 국 시
  ㉮ 궤양성 대장염은 대장과 직장을 침범하는 만성질환이다.
  ㉯ 드물게 소장 말단 부위가 침범되기도 하지만 일반적으로 소장이 침범되지 않는다.
  ㉰ 궤양은 보통 직장과 왼쪽 대장부위에서 많이 발견된다.
  ㉱ 손상부위가 부분적으로 나타나는 것이 아니라 장 전반에 걸쳐서 나타나며, 염증은 대장벽의 점막과 점막하층까지로 제한된다.

② 변비 환자를 위한 간호중재
  ㉮ 약물요법 : 완화제, 관장, 좌약 등을 사용할 수 있으며, 완화제는 습윤제, 윤활제, 부피형성 하제 자극제로 구분된다.
  ㉯ 정상적인 배변기능을 회복하기 위한 교육
    ⓐ 변의에 주의를 기울인다.
    ⓑ 섬유질을 함유한 식품을 섭취한다.
    ⓒ 하루에 1.5~2ℓ의 물을 마신다.
    ⓓ 매일 신체적 활동을 한다.
    ⓔ 변비 치료를 위해 장기간 완화제를 사용해서는 안 된다.
  - 장기간의 완화제 사용
    설사의 원인이 되고 완화제를 사용할 때는 효과를 나타낼 수 있는 최소한의 용량으로 사용하고 점차적으로 감량해야 한다.
  - 설사, 수분과 전해질 소실, 의존성 같은 완화제의 부작용을 알고 있어야 한다.

ⓕ 변비를 예방하는 방법
- 정상식이에 부드러운 잡곡을 첨가한다.
  - 하루 30~60g 정도가 권장된다.
  - 잡곡은 생과일이나 채소보다도 섬유소함량이 많다.
  - 잡곡은 냉장을 요하지 않아 여행시에도 쉽게 가져 갈 수 있다.
  - 겨를 첨가하면 처음에는 복부 불편감이 있을 수 있으나 시간이 지나면서 감소한다.
  - 노인과 같이 치아에 문제가 있는 경우 잡곡을 섭취하는 것이 용이하지 않을 수 있다.
- 수분섭취를 증가시키기 위해 매 식사시 마다 한 컵의 물을 마신다.
- 좋은 배변습관은 변의를 느끼자마자 배변하는 것이 좋다.
- 배변을 촉진하기 위해서는 상체를 일으킨 자세를 취해야 하므로 침상안정 중인 환자는 변기를 대고 침대머리를 올려야 한다.
- 운동은 특히 움직이지 못하는 변비환자에게 도움이 된다.
  파킨슨병, 뇌졸증, 다발성 경화증, 척추손상 같은 신경근 질환으로 움직이지 못하는 환자의 대부분이 변비가 있는데 이것은 규칙적인 운동을 함으로써 예방, 해결될 수 있다.

③ colostomy 환자 간호
㉮ 위치 : 장루는 뼈돌출부위, 배꼽, 허리선, 늑골경계, 주름, 절개부위, 또는 흉터부위를 피해야 한다. 또한 보정기구나 늘어진 가슴, 복부탈장 등이 있는 부위와 가까워도 안된다. 장루는 쉽게 손이 닿는 위치가 좋으므로 배가 나온 경우에는 좀 더 높은 위치에 있는 것이 좋다.

㉯ 결장루 간호 국시
  ⓐ 피부간호
  - 장루는 수술 후 6~8주에 걸쳐 서서히 줄어 든다.
  - 개구부 주변 피부 깨끗이 하며 중성 비누와 물로 깨끗이 씻은 후 주머니 부착 전에 철저히 말림.
  - 주머니는 개구부보다 0.2~0.3cm 더 크게, 4~5일마다 교환
  - 주머니 비우기 : 1/2 정도 찼을 때
  - 피부 찰과상 : karaya gum 또는 파우더를 뿌려 줌.
  - 장루의 색은 혈액공급 상태를 나타내므로 창백한 색은 빈혈을 검붉은 색이나 자주빛은 부적절한 혈액공급을 의미
  - 간호사는 8시간 마다 장루의 관류상태를 기록한다.
  - 장루에서의 출혈여부도 사정해야 하는데 적은 양의 삼출물은 정상이나, 중증도에서 심한 부종은 장루의 손상이나 폐색, 음식 알러지, 위장염 등에 의해 생길 수 있다.
  - 섭취량과 배설량 측정은 중요하며 특히 회장루 환자는 전해질 불균형의 위험이 높으므로 매우 중요하다.
  - 배출되는 물질의 양과 형태를 관찰하기 위해 자주 주머니를 관찰하며 주머니의 1/3이 찼거나 가스로 부풀어 있을 때는 새는 것을 예방하기 위해 주머니를 비워야 한다.
  - 환자는 변의를 느낄 수 있는데 이것은 여전히 기능하고 있는 신경자극 때문이다. 앉은 자세가 불편하므로 부드러운 쿠션을 사용하여 불편감을 감소시킬 수 있으나, 도넛 (circular cushion)은 회음절개 부위에 긴장을 줄 수 있으므로 피하는 것이 좋다.

ⓑ 안전사항
- 관을 장루 속으로 억지로 밀어 넣지 말 것
- 딱딱한 플라스틱 관을 사용하지 말 것
- 바셀린을 관의 윤활제로 사용하지 않는다.
  - 수용성 윤활제 사용 : 추천되는 용액은 5~10 분 이상 끓인 500~1000ml의 미온수나 따뜻한 온도의 수돗물도 가능하다.

ⓒ 결장루 세척
- 주기적인 세척으로 인공 항문을 조절하는 것을 배움(배변습관 조절을 위해 시행, 수술 전 배변시간과 같은 시간에 시행).
- 세척액은 한 번에 1000ml 이상하지 말 것
- 카테터 : 5~10cm 삽입
- 6~8분에 걸쳐 전체 용액이 들어가도록 함.
- 세척액의 높이는 개구부에서 45cm
- 설사시 세척 금지, 세척 후 배액이 없으면 걷거나 복부 마사지, 따뜻한 물 마심.
- 세척액 투여 중 경련이 발생하면 잠시 용액 주입을 멈추고 심호흡을 한 뒤 다시 서서히 용액을 주입함.

ⓓ 냄새 및 가스조절 : 식이조절, 탈취제 사용
- 냄새 유발 식품 : 마늘, 양파, 계란, 생선, 콩, 양상추, 브로콜리, 양념류
- 가스 유발 식품 : 콩, 맥주, 탄산음료, 오이, 무, 풋고추, 양배추, 옥수수, 흡연, 빨대 사용, 껌씹기, 말하면서 식사하기

ⓔ 개인위생과 운동
- 장루 기구를 부착 또는 제거한 상태에서 샤워나 통목욕 가능
- 운동은 서서히 시작하는 것이 좋음.

ⓕ 교환 시기
- 한번 붙인 보호판은 3~5일이면 녹아서 새어나와 피부에 자극 주므로 주기적으로 교환.
- 장루주머니 : 1/3, 1/2채워지면 비워주기.

④ 만성 염증성 장질환
㉮ 사정
ⓐ 탈수증상
건조한 피부, 전방의 체액감소로 인해 움푹 들어가고 정상보다 더 부드러운 느낌의 눈, 피부 탄력성 저하, 섭취량보다 배설량이 많음, 체위성 저혈압
ⓑ 설사 : 묽기, 빈도, 색깔, 총량
ⓒ 통증 : 위치, 강도, 특성
ⓓ 병력 : 처음 발병한 것인지 혹은 재발한 것인지 check

㉯ 간호중재
ⓐ 급성기
- 급성기에는 입원이 필요하다.

- 장을 완전히 휴식시키기 위해 구강섭취를 금하고 비위관 혹은 비장관을 통해 장내용물을 흡인한다.
- 설사와 열, 구토로 인해 수분이 손실되므로 체액을 보충하기 위해 정맥주입
- 정확한 I/o check.
- 체액 부족으로 체액성 저혈압이 있는 환자의 경우 손상으로부터 보호하기 위해 침상에서 변기를 사용하도록 한다.
- 중증 대장염의 경우 저칼륨혈증이 잘 나타나므로 전해질 불균형의 증상을 관찰한다.
- 매 시간마다 규칙적으로 활력징후를 측정한다.
- 대변의 횟수, 묽기, 색, 냄새, 농이나 혈액이 섞여 있는지 관찰하여 기록하며, 장폐색을 나타내는 복부 팽만과 복통 여부를 확인
- 매일 체중을 측정하고 혈청 알부민, prealbumin, transeferrin을 측정하여 환자의 영양상태를 평가한다.

ⓑ 중등도의 대장염 환자 간호중재의 식이
- 고열량, 고단백질, 저잔류식이가 요구
- 유당 불내성이 있을 수 있으므로 우유 및 유제품은 피하고 커피, 술과 같은 자극성 식품, 과일, 야채씨, 옥수수, 땅콩류와 같이 설사를 촉진하는 음식은 삼가야 한다.
- 칼슘의 주 공급원인 유제품을 제한하고 칼슘 손실을 유발하는 스테로이드를 투여하므로 부가적인 칼슘 보충. 비타민, 미네랄도 보충

6. 내분기계

> **선배들의 한마디**
>
> 내분비계에서 출제되는 구술시험은 주로 당뇨병과 관련된 질문들이고 당뇨병에 관한 인슐린 요법과 발간호가 제일 많이 출제된다.
> 이미 PART Ⅱ 기본간호에서 인슐린요법에 관해 소개하였으므로 본 장에서는 당뇨병의 증상과 저혈당 증상 및 저혈당 간호, 발간호에 대해 내용을 실었다.

▶▶▶ **병원면접기출문제**

1. 저혈당의 증세에 대해 말해 보시오
2. 갑자기 저혈당 증세가 나타날 때의 응급처치는?
3. 당뇨의 3대 증상은?
4. 저혈당 증상과 저혈당 간호에 대해 설명하시오
5. 당뇨병 환자 발간호는?

(1) 당뇨병
 ① 호르몬의 기능

㉮ 에너지를 생성
㉯ 음식물을 대사
㉰ 수분, 전해질의 불균형
㉱ 신체적, 지적 성장발달 도움
㉲ 생산과정 조절
㉳ 신체의 전반적인 기능을 통합, 조절
② **당뇨병의 증상**
㉮ 당뇨병의 3대 증상 : 다뇨, 다갈, 다식
㉯ 다뇨
- 혈당이 증가하면 혈관내가 고장액이 되어 세포에서 혈관내로 수분이 이동되어 세포는 탈수
- 혈관내로 이동된 수분은 신장에서 당이 배설되며, 당의 삼투작용 때문에 수분은 재흡수 되지 못하고 다량 체외로 나가게 된다.

㉰ 다갈, 다식
- 고혈당으로 세포의 탈수와 다뇨현상으로 심한 탈수를 초래하게 되면, 뇌의 갈증 중추를 자극하여 다갈 증상이 나타나고, 물을 많이 마시게 된다.
- 당뇨증상으로 많은 당이 소실되면 에너지원의 보충을 위해 저장된 지방과 단백질을 대사한다.
- 조직파괴와 소모는 허기증을 초래하게 되어 체중이 감소된다.

㉱ 고혈당
췌장의 랑겔한스섬의 β 세포가 파괴되어 인슐린 분비가 안 되거나 거의 안되어서 또는 세포의 인슐린 분비에 대한 불응내지는 내성이 생기면 인슐린의 주요기능인 혈당 조절 기능을 하지 못하게 되어 고혈당이 된다.

㉲ 당뇨
혈당이 계속 오르게 되어 혈당이 180mg/dL의 신장력치를 초과하면 소변에서 당이 나오게 된다.

㉳ 체중감소
포도당이 세포의 에너지로 이용될 수 없으므로 저장된 지방과 단백질을 대사하여 소모하게 되어 체중이 감소된다.

㉴ 대사성 과산증
포도당이 에너지로 이용되지 못하면 지방과 단백질을 대사하여 쓰게 되는데 이 과정에서 지방은 인슐린이 없으면 케톤형성 억제효소의 활동이 억제되어 불완전대사가 되고 여기에서 케톤체가 형성되며, 케톤은 수소이온을 생성하므로 대사성산증을 초래한다.

③ **저혈당**(혈중 glucose가 50mg/dL 이하)
㉮ 원인
ⓐ 과다한 인슐린이나 경구 혈당 강하제
ⓑ 식사부족
ⓒ 운동증가
㉯ 증상

ⓐ CNS 억제 : 두통, 시력장애, 정신 혼돈, 경련, 의식장애
　　　ⓑ 자율신경장애 : 빈맥, 불안, 떨림, 공복감, 발한
　　　ⓒ somoggi effect : 반동성 고혈당
　　㉰ 치료 및 간호
　　　ⓐ 의식이 있는 환자
　　　　경구로 10gm에 해당하는 당 섭취(오렌지 주스 120cc, 청량음료 120cc, 각설탕 4개)
　　　ⓑ 의식이 없는 환자
　　　　• IV로 농축된 당 공급 - 50% glucose 50cc~100cc IV
　　　　• 글루카곤 IM
　　　ⓒ 저혈당의 원인을 사정하고 필요한 교육과 지지 제공
　　　ⓓ 모든 당뇨 환자는 자신의 당뇨상태를 기록한 목걸이나 팔찌를 착용해야 한다.
　　㉱ 경구혈당 강하제 (Oral Hypoglycemic Agent, OHA)
　　　ⓐ 주로 나이 많은 2형 당뇨 치료에 이용
　　　ⓑ 종류
　　　　• 속효형 : Tolbutamide(6~12시간 지속)
　　　　• 중간형 : Glibenclimide(Daonil, Diamicron) 12~24hr 지속
　　　　• 지속형 : Chlorpropamide (Diabinase) 60hr 지속
　　　ⓒ 주의사항
　　　　• 약물 복용은 규칙적으로 하며 식사를 거르지 않도록 한다.
　　　　• 저혈당 증상이 나타나는지 확인한다.
　④ 당뇨환자의 발 관리
　　㉮ 목적 : 당뇨는 말초조직의 미세혈관순환의 변화와 연관된다. 당뇨 대상자는 피부통합성 손상으로 감염의 위험이 높고 neuropathy의 결과로 통증에 대한 감각이 감소된다.
　　　ⓐ 발톱 주변의 피부통합성을 유지한다.
　　　ⓑ 대상자에게 안위와 안녕감을 제공한다.
　　　ⓒ 발의 기능을 유지한다.
　　　ⓓ 자가간호를 격려한다.
　　㉯ 간호중재
　　　ⓐ 금연
　　　ⓑ 매일 주의깊게 발을 관찰해서 상처여부 확인(감염, 찰과상, 피부균열, 수포)
　　　ⓒ 매일 미지근한 물에 비누로 청결히 닦고 발가락 사이를 건조하게 유지
　　　ⓓ 어떤 종류의 열도 가해서는 안 된다(burn 예방).
　　　ⓔ 상처를 입기 쉬우므로 맨발로 다니지 않게 한다.
　　　ⓕ 발 건조하면 lotion이나 oil 발라주고 마사지해 준다.
　　　ⓖ 발에 꽉 끼거나 헐거운 신발은 신지 않는다.
　　　ⓗ 신발 신기 전에 신발 안쪽에 이물질 유무를 확인
　　　ⓘ 발톱은 바짝 깎지 않고 여유를 두며, 일자로 깎는다. 물에 불려서 부드럽게 만들어 깎는다.
　　　ⓙ 티눈이나 굳은살이 있을 때는 발에 칼을 대어서 제거하지 않고 꼭 의사와 상의한다.

ⓚ 강한 약제, 자극성이 강한 소독약, 색깔있는 약을 쓰지 않는다(피부상태가 잘 보이지 않고 상처를 낼 수 있기 때문).
ⓛ 압박을 가하는 거들, 코르셋, 벨트, 너무 조이는 양말을 신지 않는다.
ⓜ 다리를 꼬고 앉게 하지 않는다.
ⓝ 오래 서있지 말고, 책상다리를 하지 않도록 한다.
ⓞ 발의 이상 시 곧바로 의사를 찾는다.

⑤ 당뇨병 케톤뇨증 : 인슐린의 부족
  ㉮ 원인
     인슐린이 현저하게 부족하거나 전혀 없을 때 생긴다.
  ㉯ 병리
     ⓐ 체내의 과다한 포도당을 제거하기 위해 신장에서는 수분 및 전해질과 더불어 포도당을 배출함으로서 고삼투성 이뇨가 일어난다.
     ⓑ 인슐린 부족시의 또 다른 현상은 지방세포가 지방산과 글리세롤로 분해되는 것이다.
     ⓒ 지방산은 간에서 케톤체로 전환된다.
     ⓓ 당뇨병성 산증에서는 인슐린의 부족으로 지나치게 많은 케톤체가 만들어진다.
     ⓔ 케톤체는 산성이므로 이것이 순환계에 축적되면 대사성 산증이 된다.

참고
※ 1) 혈당 정상수치
  • 공복 혈장혈당 : 100mg/dl 미만
  • 75g 경구 당부하검사 2시간 후 혈장 혈당 : 140mg/dl 미만
※ 2) 진단 가이드-당뇨병 진단 기준
  • 공복 혈장 혈당 : 126mg/dl 이하
  • 75g 경구 당부하검사 후 2시간 혈장 혈당 : 200mg/dl 이하
  • 당뇨병의 전형적인 증상과 임의로 혈장혈당 검사 : 200mg/dl 이하

(2) 췌장암

▶▶▶ 병원면접기출문제

| 췌장암의 주된 원인, 췌장암 진단시 올라가는 검사수칙 |

① 정의
  ㉮ 선암이 주종을 이루며 80% 이상이 췌관 또는 도관의 상피세포에서 발생
  ㉯ 췌장암의 2/3 정도가 췌장머리에서 발생되며 나머지는 몸체와 꼬리에서 발견
② 원인
  ㉮ 위험요인 : 당뇨, 흡연, 고지방식이
  ㉯ 여성 : 당뇨병이 있는 여성이 정상 여성 경우보다 췌장암이 2~6배 더 많이 발생

㈐ 흡연
　　흡연자가 비흡연자보다 2배 정도 더 많이 발생
㈑ 육류와 지방 섭취가 많은 사람, benzidine, betanaphythylamine, 알칼리화 화합물 중 겨자계 항암제 같은 화학약품에 노출이 잦은 사람에게서 많다.

③ 병리
　㈎ 분비선이 딱딱하고 결절성으로 비대
　㈏ 신경초와 혈관으로 침범된 상태
　㈐ 췌장머리에서 생긴 암
　　• 주위조직으로 침범하여 문맥, 십이지장, 하대정맥의 패색을 유발
　㈑ 췌장 몸체와 꼬리에 생긴 암
　　ⓐ 기간 증상 없이 지내다가 크기가 커지면서 비장동맥과 정맥, 위장으로 침범하기도 한다.
　　ⓑ 췌장 주위의 임파선으로의 전이가 흔하고 말기에는 대부분 간으로 전이된다.

④ 증상
　㈎ 일반적인 증상
　　허약, 전신적 불편감, 식욕부진, 체중감소, 가스 형성, 복통, 오심, 구토

　　> 참고 ※ 체중감소
　　　당뇨관련, 소화장애증후군, 식욕부진, 만성 통증으로 인해 가장 눈에 띈다.

　㈏ 췌장 두부암
　　ⓐ 황달(총담관 패쇄), 급성 췌장염의 원인, 식도정맥류를 동반한 문맥성 고혈압(종양이 문맥계를 압박 혹은 침범), 위장관 출혈(위장관 전이)
　　ⓑ 상복부 또는 등에 묵직한 통증
　　ⓒ 안절부절, 불안, 우울
　　ⓓ 혈청 빌리루빈, 알칼린 인산효소 상승
　㈐ 췌장 몸체 부분의 종양
　　• 심한 요통(복부 신경절과 주위 신경총으로 침범)
　　 통증은 지속적이며 특히 식사시나 누울 때 심하고 일어나 앉거나 앞으로 굽히면 완화될 수 있다.
　㈑ 췌장 꼬리암
　　ⓐ 담관폐쇄, 간으로 전이되어 황달 초래
　　ⓑ 심한 체중감소, 허약
　　ⓒ 복부에 종양이 만져짐.
　　ⓓ 말기 : 복수, 빈혈, 저알부민혈증

⑤ 치료 및 간호
　㈎ 사정
　　ⓐ 통증
　　　• 통증의 부위, 심한 정도, 진통제에 대한 반응 사정
　　　• 식욕부진, 허약, 체중감소도 함께 사정

ⓑ 음식의 소화와 흡수에 장애가 생겨 체중이 감소된다.
ⓒ 수술 후 영양실조가 나타날 수 있으므로 환자의 신장, 체중, 삼두박근 피부두께 측정 및 혈청 단백질 등의 검사치에 대한 사정
ⓓ 수술 후 합병증 관찰
수술 후 통증, 진통제 효과, 체위, 칼슘, 포도당, PT, 출혈증상, 감염, 당뇨증상, 폐음, 수술 후 저혈압, 쇼크 증상, 위장관 튜브와 배액관 개방성 유지, 장음, 복부팽만의 증상 관찰

㉯ 간호중재
ⓐ 수술 후 48~72시간 동안 혈압을 관찰
- 근치적 절제로 장간막에 있는 교감신경섬유가 분리되어 저혈압이 초래
- 저혈압이 나타나면 24~48시간 동안 혈관수축제를 정맥 투여
ⓑ 위장관 배액관을 통해 적절하게 배액이 유지되도록 한다.
배액량, 양상을 관찰 및 기록
ⓒ 출혈
- 전신적인 응고기전 이상으로 인해, 혹은 수술 문합부위에 발생할 수 있으므로 대변에 피가 섞여 있는지 관찰, 활력징후 측정
- PT(prothrombin time), CBC에서 헤모글로빈, 헤마토크리트를 자주 check
- 비타민 K 보충
ⓓ 복막내 감염
체온상승, 맥박상승, 통증 강도 증가 등 감염 증상 관찰
ⓔ 통증
일정 간격으로 진통제 투여하고, 앙와위일 때 통증이 심해진다는 점을 고려하여 편안한 체위 유지
ⓕ 당뇨
Whipple 수술 후, 췌장절제술 후 나타날 수 있으므로 복시, 안절부절, 소양감, 혈당 증가, 당뇨, 대사성 산증의 증상 관찰
ⓖ 수술 후 문합부위가 충분히 치유되는 2~3일간 동안은 비경구로 완전 영양을 공급

(3) 쿠싱증후군 국시

▶▶▶ 병원면접기출문제

쿠싱증후군의 증상과 간호에 대해 설명하시오.

① 정의
부신피질 호르몬 과다분비로 인한 증후, glucocorticoid 과다 분비, 여 > 남
② 원인
㉮ adrenal tumor

㉯ adrenal cortex의 hyperplasia
㉰ iatrogenic 쿠싱 증후군(cortisol의 장기 투여시 투여량 과다로 인해)
③ 증상
　㉮ 당대사 증가 : 스테로이드성 당뇨병
　㉯ 지방대사 증가 : moon face, 몸통비대, 사지가 가늘어지고 임신선과 같은 줄이 복부와 골반부에 나타난다.
　㉰ K^+ 감소 : 부정맥, 근육허약감, 신장장애
　㉱ Na^+ 증가 : 부종, 고혈압, 심부전
　㉲ 단백질 과다 분해로 인한 근육소모로 야기되는 허약감
　㉳ 감염 감수성 증가
　㉴ 안드로겐 분비 증가 : 다모증, 여성의 남성화
　㉵ 정신적 변화 : 기억력 상실, 집중력 감소, 심한 감정변화, 다행증, steroid phychosis
④ 간호
　㉮ 감정을 표현한다.
　㉯ 환자를 지지해 주고 수용하는 자세를 취한다.
　㉰ 자기 이미지를 좋게 생각하도록 해 준다.
　㉱ 감염의 증상과 증후를 사정한다.
　㉲ 내과적 소독방법을 사용한다.
　㉳ 사고로 인한 손상을 입지 않도록 한다.
　㉴ 안정을 취하게 하며 활동시 부축해 준다.
　㉵ 저당질 식이 섭취를 장려하고 소량을 자주 섭취하게 한다.
　㉶ 뇨량과 아세톤을 검사한다.
　㉷ 고혈압과 울혈성 심부전의 증후가 있는지 관찰한다.
　㉸ 활력징후를 평가한다.
　㉹ 부종을 사정하고 체중을 주기적으로 측정한다.
　㉺ 처방에 따라 저염식이를 준다.

7. 근골격계

> **선배들의한마디**
> 근골격계에서는 어려운 질문들 보다는 간단하고 쉬운 문제들이 출제된다.
> 특히 관절염과 골다공증, 척추손상 환자에 대한 질문들이다.

▶▶▶ 병원면접기출문제

1. 견인의 목적에 대해 설명하시오.
2. 척추손상 환자의 증상과 간호에 대해 설명하시오.
3. 관절염 환자의 식이, 다이어트가 필요한 이유는?
4. 골다공증 환자의 간호
5. 통풍환자의 간호

(1) 견인장치의 목적
 ① 환부의 정복과 정렬의 유지
 ② 근육경련의 감소 → 골절부위의 부동유지와 통증경감과 부종경감 가능
 ③ 환부의 고정
 ④ 척추의 압박요인의 제거
 ⑤ 뼈의 융합촉진

(2) 석고붕대 환자 관리 꽃 사
 ① 석고붕대 환자의 간호
  ㉮ 석고붕대의 건조 – 석고붕대가 변형되지 않게 하고 안쪽까지 완전히 건조시킨다.
  ㉯ 부종간호 – 심장보다 높게 상승시키거나 간헐적으로 얼음주머니를 대어 준다.
  ㉰ 피부간호 – 석고붕대가 젖지 않게 주의하면서 석고가장자리 피부를 깨끗이 씻고 건조시킨다.
  ㉱ 말단부위 혈액순환 사정
   ⓐ Blanching sign – 말단부위의 혈액순환을 알아봄.
   ⓑ Movement – 운동신경의 손상여부를 확인
   ⓒ 온도감각 – 말단부위에 더운물과 찬물을 적용해 보아 감각신경의 손상여부를 확인함.
   ⓓ 혈액순환과 운동신경이나 감각신경의 문제가 발견될 경우 혹은 체위변경을 하고 호전되지 않을 경우 의사에게 즉시 보고한다.
   ⓔ 감염과 배액의 증상을 관찰함.
 ② 석고붕대와 관련된 합병증
  ㉮ 석고붕대 부위의 압박으로 혈류변화로 연조직 괴사

                ⓐ 석고붕대를 적용한 사지말단부의 맥박소실. 손발톱의 부적절한 혈류공급
                ⓑ pain, pulseness, paresthesias, paralysis/ coldness. cyanosis./edema
            ㉯ 석고붕대 부위의 감염, 조직괴사, 피부손상 냄새, 배액, 배농, 작열감, 체온상승
            ㉰ Cast syndrome : 체간부 석고에서 주로 나타남. 장기적인 오심. 반복되는 구토, 복부팽만, 막연한 복통.

(3) 통풍성 관절염
    ① 정의
        통풍이란 purine의 과잉공급과 배설장애로 혈중 요산농도가 높아져 요산염이 축적되어 관절 부위에 침범, 관절염을 일으키는 상태
    ② 원인
        ㉮ purine 과잉공급 : 육식 특히 선지, 간, 천엽을 자주 섭취
        ㉯ 음주
        ㉰ 외상인 수술의 합병증
    ③ 병리과정
        ㉮ 혈중 요산 농도 상승
        ㉯ 관절부에 요산염 축적(tophi)
        ㉰ 피하조직, 근막, 심장, 신장에도 tophi 형성
    ④ 임상증상
        ㉮ 관절부에 동통과 부종 – 엄지발가락 중간부(가장 흔함). 손, 손목, 무릎관절에 침범
        ㉯ 통증발작은 밤에 더 심하다.
    ⑤ 치료와 간호
        ㉮ 약물요법 [국시]
            ⓐ 콜치신(Colchicine) – 염증과 통증을 감소시킴.
            ⓑ 비스테로이드성 항염제(NSAIDs) – 염증과 통증을 감소시킴.
            ⓒ 프로베네시드(Probenecid) – 요산배설을 촉진시킴.
            ⓓ 알로퓨리놀(Allopurinol) – 요산생성을 억제시킴.
        ㉯ 식이요법
            ⓐ low purine diet
            ⓑ 지방질을 제한하고 체중을 초과할 경우 체중조절식이를 섭취

(4) 척추손상환자 간호 [국시]
    ① 급성 척추손상의 초기 치료 : 이미 골절되었거나 탈구된 뼈가 더 이상 손상되는 것을 방지
        ㉮ 환자의 머리와 목을 고정시킨 채 이동. 특히 경추손상시 굴곡을 절대 금지
        ㉯ 환자는 딱딱한 침대 위에 반듯하게 눕히고 머리와 목의 양쪽을 모래주머니로 지지
        ㉰ 응급상황에서도 목을 과도신전하지 않고, 구강대 구강 인공호흡시 턱 밀기법을 사용
        ㉱ 치료의 즉각적인 목표
            뼈의 배열이상(malaligmment)과 불안정한 인대를 안정시키는데 둔다.

② 하지마비 환자에 대한 치료
　㉮ 방광과 장의 부전
　㉯ 피부간호
　㉰ 영양 유지 및 물리요법 등에 관한 관리
③ 경추견인을 하고 있는 경우 처방에 따라 체위변경

(5) 골다공증 환자간호
　① 정의
　　㉮ 골기질의 감소로 골질량이 전반적으로 감소하는 질환으로 골대사성 질환 중 가장 흔하다.
　　㉯ 무기질과 단백질의 기질요소가 현저히 저하된 상태이다.
　　㉰ 50~70세의 여자에게 흔하나 병의 진행은 20대 후반부터 나타난다. 여자가 남자의 4배로 많다.
　② 원인
　　㉮ 원발성 골다공증
　　　ⓐ 연소기 골다공증
　　　ⓑ 폐경기 이후의 골다공증
　　　ⓒ 특발성 골다공증
　　　ⓓ 노년기 골다공증
　　㉯ 속발성 골다공증
　　　ⓐ 부갑상선 기능항진증
　　　ⓑ 부신피질 기능항진증
　　　ⓒ 갑상선 기능 항진증
　　　ⓓ 선단 거대증
　　　ⓔ 헤파린 치료 중
　　　ⓕ 임신
　　　ⓖ 장기간 사지 고정
　　　ⓗ 소화기계 장애
　　　ⓘ 만성 질환의 합병증
　③ 발생요인
　　㉮ 칼슘결핍 : 섭취부족, 칼슘흡수를 방해하는 질환, 부적당한 비타민 D섭취, 약물 복용
　　㉯ 운동부족
　　㉰ 성별차이 : 호르몬에 따라 뼈의 힘에 미치는 영향이 다르다.
　④ 증상
　　㉮ 요통증, 병리적 골절, 경미한 외상에도 쉽게 골절이 됨.
　　㉯ 대퇴경부, 요골 원위부, 상박골 부위에 골절이 자주옴.
　　㉰ 압박골절 동반 : 신경계 합병증은 동반되지 않음.
　　㉱ 체중부하로 인해 척추 후굴
　　㉲ 척추의 다발성 골절로 키가 작아짐.

㉥ 구강위생 상태가 불량하면 턱뼈의 골질량 손실로 치아가 소실됨.
㉦ X선상 뼈의 방사선 투과율이 증가
⑤ 간호
㉮ 에스트로겐 투여 : 자궁암 발생 위험 증가
㉯ 규칙적 운동
㉰ 매일 적당량의 칼슘 섭취와 비타민 D 섭취
㉱ 칼슘의 흡수를 방해하는 음료 피함.
㉲ 통증완화를 통해 골절예방

(6) Ankle sprain 환자 간호 국시
① 염좌(sprain): 인대나 인접조직이 과하게 늘어나서 심한 압통을 동반하는 손상의 형태
② 치료
㉮ 염좌시 환부를 편하게 안정시키고, 손상부위를 상승시키며, 냉찜질을 하고, 심하면 석고붕대를 한다. 염좌가 심하여 인대열상이 있으면 수술을 한다.
㉯ 염좌나 좌상이 발생하면 PRICE 치료를 시작한다.
ⓐ P - 보호(protection)
ⓑ R - 휴식(rest)
ⓒ I - 얼음찜질(ice)
ⓓ C - 압박(compression)
ⓔ E - 거상(elevation)

(7) 류마티스 관절염 환자간호
① 류마티스 관절염(RA)의 증상 국시
㉮ 주관적 증상 : 피로감, 불쾌감, 관절통, 활동하지 않은 기간 후에 근육이 뻣뻣한 느낌(특히 아침 잠자리에서 일어나기 전), 감각이상
㉯ 객관적 증상 : 빈혈, 체중감소, 관절의 기형(X-ray상), 피하결절, 적혈구 침강률 상승, 혈액에 류마티스성 인자가 존재함.
② 류마티스 관절염의 간호중재
㉮ 처방된 진통제와 그 외의 약을 투약하고, 처방된 약의 복용법을 교육한다.
㉯ 냉·열요법을 실시한다. 파라핀욕인 경우 52~54℃(125~129)가 적당하다.
㉰ 관절통 완화를 위한 자세와 휴식을 취한다.
㉱ 불편감은 항상 있다는 것을 염두에 두고, 동통을 참을 수 있는 최대한의 범위 내에서 ROM운동을 하도록 한다.
㉲ 환자로 하여금 자신의 느낌을 이야기 해 보도록 한다.
㉳ 현실적인 목표를 세운다. ROM운동을 하도록 한다.
㉴ 환자로 하여금 자신의 느낌을 이야기 해 보도록 한다.
㉵ 현실적인 목표를 세운다.
㉶ 에너지를 보존하고, 독립성을 유지하도록 돕기 위해 보조기구 사용을 권장한다.

8. 면역 및 조혈계

▶▶▶ **병원면접기출문제**

1. SLE 환자 간호시 주의점(자세히)은 무엇인가?
2. 성인의 조혈을 담당하는 곳은?
3. 백혈병 환자 간호시 가장 중요하고 주의해야 할 사항은 무엇인가?
4. Homan's sign는 무엇인가?

(1) SLE 환자 간호 *꼭 시*
① SLE 환자의 교육 내용
㉮ 스테로이드를 투약 받는 대상자는 투약팔찌를 착용하도록 한다.
㉯ 큰 사고나 대수술이 발생한 경우에는 투여량을 증가시켜야 하기 때문이다.
㉰ 의사의 처방 없이 약물과 머리 염색약 또는 화장품을 사용하지 않도록 한다.
㉱ 스트레스를 감소시킨다.
㉲ 대상자들은 바이러스와 박테리아 감염에 감수성이 있으므로 군중과 감염환자를 피하고 상부 호흡기 감염이 흔한 계절에는 추위에 노출되지 않게 한다.

> **참고** ❈ SLE 환자
> · SLE 환자는 조기증상과 질병의 악화증상, 합병증을 발견하는 것이 대상자의 생명을 연장시키는 데 중요하다.

㉳ 피부 증상을 가진 대상자들은 처방된 피부크림을 바르도록 한다. 만약 햇빛에 노출될 때 증상이 악화되면 보호 옷과 차양이 넓은 모자나 햇빛 가리개를 사용하도록 한다.
㉴ 매일 주기적으로 휴식을 취하도록 하고 규칙적인 건강 관리가 중요하다는 것을 강조한다.

② 증상
관절(손목, 무릎, 중수지, 근위지절 관절)의 뻣뻣함, 얼굴 뺨에 나비모양의 발진, 햇빛에 노출되면 발진, 원형탈모증, 구강이나 비강의 궤양, 흉통, 단백뇨, 혈뇨, 혈압상승, 중추신경계 증상, 뇌신경 장애, 편두통, 정서적 불안정, 용혈성 빈혈, 백혈구 감소증, 림프구 감소증, 혈소판 감소증열, 권태감, 식욕부진, 체중감소, 오심과 구토, 복통 등

③ 합병증
㉮ 심폐계, 신장계, 소화기계, 신경계, 혈액계 등 광범위하게 나타날 수 있음.
㉯ 합병증 발견을 위한 사정이 필요하다.

(2) 조혈기관
① 혈구세포가 형성되는 과정을 조혈이라고 한다.
② 성인의 조절기능 담당 : 적골수
③ 조혈기관에는 골수, 비장, 간, 림프절이 있다(적혈구, 백혈구, 혈소판, 혈장세포를 생산하고 파괴).

(3) 혈액기능
　① 구성: 적혈구, 백혈구, 혈소판 그리고 혈장으로 구성되어 있는 체액으로 전신을 순환
　② 기능
　　㉮ 산소와 영양소 및 호르몬 등을 신체 각 조직에 운반
　　㉯ 조직으로부터 탄산가스, 요소 등의 노폐물을 폐나 신장으로 운반
　　㉰ 체내에 감염, 상처, 염증이 있을 때 그 부위로 백혈구와 항체를 운반하여 미생물로부터 신체를 보호
　　㉱ 혈관에 상처를 입어 출혈이 있을 때 응고작용
　　㉲ 체내에 열이 있을 때 피부표면의 작은 혈관으로 열을 옮김으로써 대기 속으로 발산시켜 체온을 조절
　　㉳ 체액의 전해질 균형을 유지

(4) 백혈병 　국 시
　① 정의
　　급성 백혈병 : 골수에 미성숙 세포(백혈병)가 많이 증식되어 정상 혈액세포(적혈구, 백혈구, 혈소판)가 제대로 만들어지지 않아 이것에 관련된 증상이 나타난다.
　② 증상
　　㉮ 심한 감염, 구강과 목의 궤양, 폐렴, 패혈증
　　㉯ 백혈구수는 많아도 미성숙, 비정상적. 빈혈, 피로, 기면, 산소결핍, 출혈의 증상이 나타남.
　　㉰ 백혈구의 증식으로 적혈구와 혈소판생성을 방해. 비대된 기관이 인접장기를 압박
　　㉱ 간장, 비장, 임파결절, 골수에 백혈구수의 축적으로 조직 팽창을 일으킴.
　　㉲ 신진대사항진, 쇠약, 창백, 체중감소
　　㉳ 백혈구 생산 증가로 많은 양의 아미노산과 비타민 필요
　　㉴ 요독증으로 신장동통, 신결석증(거대한 수의 백혈구 파괴로 인한 많은 양의 요산이 혈중에 떠다니기 때문)
　　㉵ 중추신경계 증후(두통, 지남력 상실) : 비정상적인 백혈구수가 중추신경계에 침윤되기 때문
　③ 진단 : 혈액검사나 골수검사
　④ 치료 및 간호
　　㉮ 목표는 가능한한 생명을 연장하고 정상생활을 수행하도록 돕는 것이다.
　　㉯ 화학요법을 받고 있는 동안 계속적이고 주의깊은 관찰을 하고 특히 부작용 잘 관찰
　　㉰ 감염증의 예방과 치료를 한다 : 활력징후 관찰, 구강간호
　　㉱ 동통에 대한 간호 : 정온제, 진통제 투여
　　㉲ 발열조절 : 냉찜질, 수분섭취권장, 해열제 투여
　　㉳ 안위를 위한 간호 : 에너지 보존, 대사활동 감소
　　㉴ 증상완화 요법, 골수이식, 면역억제요법, allpurinol(요소생성 억제제) 투여
　　㉵ 화학요법제 투여(adriamycin, carmustine, cyclophosphamide)
　　㉶ 출혈, 빈혈 사정과 조절
　　　ⓐ 출혈유발 요인 제거 : 변비예방, 부드러운 칫솔, 외상 방지
　　　ⓑ 혈소판, 적혈구 수혈

㉤ 적당한 수분과 영양의 균형유지
⑤ 예방 및 예후
백혈병이 발병한 소인을 피하여 발병가능성을 최소화시켜 예방
합병증(빈혈, 출혈, 감염 등)으로 사망할 수 있으므로 최대한 합병증 방지

(5) 정맥류 국시
① 정의 및 원인
정맥내에는 혈류가 심장을 향하게 올라갈 때 다리 밑으로 역류되지 않도록 하는 판막이 있다. 판막이 제기능을 하지 못하는 경우엔 다리의 혈류가 심장을 향하여 올라가다가 다시 다리 아래로 역류하며 이때 발생하는 압력으로 인해 정맥이 늘어나서 정맥류가 생긴다.
② 증상
  ㉮ 초기 증상으로는 다리가 쉽게 피로하거나 중압감
  ㉯ 일반적으로 외관상 정맥이 튀어나온다.
  ㉰ 심한 경우는 통증, 부종, 처짐현상과 함께 정맥류 부위에 화끈화끈 달아오르는 열을 동반하고, 그대로 두면 출혈, 피부염, 궤양으로 혈전성 정맥염으로 발전하게 된다.
  ㉱ 밤이 되면 무겁고 욱신욱신하는 듯한 운동 & 근경련
③ 호만징후(Homan's sign)
혈전성 정맥염을 검사하는 방법으로 발을 몸쪽으로 당겼을 경우 종아리 근육이 당겨지면서 정맥염 부분의 혈관을 압박하므로 통증을 느낀다(양성).

9. 비뇨기계

▶▶▶ **병원면접기출문제**

1. 신장의 기능을 이야기 해보시오.
2. CRF의 full term
3. 혈액 투석시 동정맥루에 쓰이는 혈관
4. 신부전 증상과 간호에 대해 설명해 보시오.

(1) 신장의 기능
요형성과 배설. 신원에서 요를 형성하는데 요 형성과정에는 사구체 여과, 세뇨관 재흡수, 세뇨관 분비의 세 과정이 관여 각 신원에 의해 형성된 요는 집합관을 통해 신추체의 정점을 향해 움직여서 유두 안에 구멍을 통해 신우로 흐름 → 충만시 근육벽 수축 → 요관 - 신우연결을 지나 요관으로 들어감.
① 소변생성, 노폐물 제거
② 수분 전해질 조절
③ 혈압의 조절
④ 적혈구 생산의 조절과 골형성

⑤ 기타 호르몬 조절과 대사조절

(2) 혈액 투석시 동정맥루(A-V fistula)
① 동정맥루는 체내에서 동맥을 정맥에 문합시키는 것
② 적게 사용하는 쪽 팔의 전박에 실시한다(보통 왼쪽 전박에 실시).
③ 8~12주 후면 정맥벽은 두꺼워지고 근육이 발달하여 동맥처럼 된다.
④ 혈관이 확장되고 돌출되는데 이렇게 되면 이 동정맥루는 성숙된 것으로서 빈번한 정맥천자도 견디어 내며 혈액투석에 필요한 만큼의 적절한 혈류를 제공할 수 있다.
⑤ fistula의 평균 수명은 3~4년이다.
⑥ 사용하는 혈관 : 요골동맥과 정중정맥

(3) CRF(chronic renal failure)

> 콕~! 찍어주기
>
> ※ 만성 신부전 CRF는 약어로도 종종 출제된다.
>   수개월에서 수년에 걸쳐 진행되며 서서히 점차적으로 신기능이 상실되어 불가역적 장야

(4) 급성신부전
① 원인
  ㉮ 신정성 원인
    ⓐ 세뇨관 손상으로 인한 것이 아니라 신장관류가 감소되었기 때문
    ⓑ 쇼크, 심한 출혈, 심한 심박출량 감소, 신동맥 협착증, 색전증 등
  ㉯ 신성 원인 : 급성 사구체 신염이나 급성 세뇨관 괴사로 신실질 조직이 손상되어 신부전 발생
  ㉰ 신후성 원인 : 양측 요관 결석, 양성 전립선 비대, 악성 종양과 같은 요로 폐색
② 증상
  ㉮ 발병기 : 발병 24시간, 길게는 일주일
  ㉯ 핍뇨기
    ⓐ 요배설이 하루 400㎖ 이하로 떨어지는 기간
    ⓑ 48시간~2주일
    ⓒ BUN/Cr 상승
  ㉰ 이뇨기
    ⓐ 하루 요배설량이 400㎖ 이상 증가할 때
    ⓑ BUN/Cr 계속 상승
    ⓒ 2주간 지속
  ㉱ 회복기 : 4~12개월 기간

③ 간호
  ㉮ 수분정체와 체액과다
    ⓑ 섭취량과 배설량을 자세히 기록한다.
    ⓒ 매일 체중을 잰다.
    ⓓ 부종, 고혈압, 나음, 빈맥, 경정맥 팽창, CVP증가 등의 체액 과다 증후를 관찰
    ⓔ 처방된 수분제한을 주의 깊게 지키도록
    ⓕ 자주 구강위생 간호를 제공하여 갈증을 최소화하기 위해 얼음조각이나 아이스캔디, 딱딱한 사탕 등을 제공
    ⓖ 환자와 가족에게 수분제한의 필요성 교육
  ㉯ 체액부족
    ⓐ 섭취량과 배설량을 자세히 기록한다.
    ⓑ 매일 체중을 잰다.
    ⓒ 과다한 체액상실을 의미(일일 0.5kg/day 이상)체중이 감소시
    ⓓ 피부탄력성 저하, 저혈압, 빈맥, CVP감소
    ⓔ 처방된대로 수분 섭취 권장
  ㉰ 피로
    ⓐ 헤마토크리트 20~25% 이하로 떨어지면 수혈
    ⓑ 근육허약은 고칼륨혈증 증상일 수 있으므로 주의
  ㉱ 감각 인지기능 장애
    ⓐ 포타슘이 많이 함유된 음식을 섭취하지 않는다.
    ⓑ 감염을 예방
    ⓒ 요독증, 저칼륨혈증, 고칼륨혈증이 있는지 관찰
    ⓓ 마그네슘이 소변을 통한 배설이 감소되어 혈중 마그네슘이 증가하는 경향이 있으므로 마그네슘이 함유된 음식은 피한다.
    ⓔ 환자와 가족에게 안절부절, 불안, 사고의 변화는 일시적인 것임을 알려준다.
    ⓕ 달력, 라디오, 익숙한 물건들을 통해 재인식을 시켜줌으로써 지남력을 돕는다.

10. 기타

▶▶▶ 병원면접기출문제

임종의 5단계에 대해 설명하시오.

(1) 임종의 5단계 국 시
  ① 부정
    ㉮ 첫 번째 경험하게 되는 단계
    ㉯ 충격적인 사실을 부정함으로써 상황을 극복할 수 있는 힘을 기르는 정상적인 현상
    ㉰ 환자로 하여금 자신의 병에 대해 좀 더 현실적인 견해를 갖도록 도와주어야 함.

② 분노
  ㉮ 분노를 자기 자신이나 사랑하는 사람, 가족, 병원, 직원, 신에게까지 표현
  ㉯ 환자의 분노가 임박한 죽음으로 인한 상실감과 무력감에 대한 정서반응임을 인식
③ 타협
  ㉮ 생명을 연장하기 위하여 의사, 간호사, 가족, 신과 교섭하려고 함.
  ㉯ 간호사는 주의깊게 들어주고 대상자가 말하도록 격려해 주고 필요시 성직자와 상담하도록 충고하는 것이 바람직함.
  ㉰ 정상적인 반응으로 다음 단계를 위한 준비기간
④ 우울
  ㉮ 가장 도움이 되는 중재는 비언어적 의사소통으로 조용히 앉아 있어주거나 어루만져 주는 행위 등으로 가족들에게 말 없이 대상자와 함께 있어 주는 것이 매우 중요함.
  ㉯ 수용의 단계로 촉진하기 위해서는 슬픔에 젖도록 놓아 두는 것이 좋다.
⑤ 수용
  ㉮ 환자 자신이 죽어가고 있다고 생각하며 자신의 종말을 깊이 생각하는 단계
  ㉯ 대상자와 시간을 보내어 고독감과 두려움을 완화시키도록 돕는다.
  ㉰ 죽어가는 사람의 느낌을 수용할 때 환자는 큰 위로를 받게 되며 동시에 자신이 소중한 존재임을 인식

(2) 유방절제술 후 피부간호 국시

▶▶▶ 병원면접기출문제

유방절제술 환자간호(환측 팔의 부종)에 대해 설명하시오.

① 절개 부위를 조심스럽게 씻고 가볍게 두드려서 건조시킨다.
② 피부 탄력성을 증가시키기 위해 회복된 절개 부위를 코코아 버터로 부드럽게 마사지한다.
③ 감염 징후와 배액관이 잘 기능하는지 검사하기 위해 하루에 한 번 드레싱 교환한다.
④ 수술 수 7~10일이 지나면 드레싱을 덮지 않을 수도 있다.
⑤ 수술 받은 쪽의 보석을 착용하지 않도록 하며 상처를 입히지 않도록 주의한다.
⑥ 수술부위 피부노출을 금기. 습포를 대주기. 국소마취제를 도포, 목욕 후 크림 바르고 마사지

(3) 화학요법을 받고 있는 암환자의 식이 국시

▶▶▶ 병원면접기출문제

항암요법 환자의 식이에 대해 설명해 보시오.

암은 만성 소모성 질환으로 체중감소와 빈혈, 저단백혈증을 초래하고 항암제 투여시 식욕부진

및 구토를 일으켜 영양결핍 상태를 더욱 악화시킬 수 있다.
① 오심 & 구토과 관련된 영양결핍
  ㉮ 오심 & 구토의 정도(빈도 양상)와 영양상태에 미치는 영향을 사정
  ㉯ 수분, 전해질을 측정
  ㉰ 고칼로리, 고단백식이 권장
  ㉱ 오심 : 마른 크래커를 먹이도록 함.
  ㉲ 음식은 뜨겁거나 찬 것보다는 미지근한 온도의 것이 좋으며, 기호에 따라 소량씩 자주 먹이도록
  ㉳ 금기사항이 아니라면 경구 항암요법제는 취침 전에 투여(처방에 따라 진토제 투여하며 이는 치료 24시간 전에 투여)
  ㉴ 부드러운 음식 제공, 음주는 피함.
② 식욕부진과 관련된 영양결핍
  ㉮ 기호에 맞도록 식습관을 결정
  ㉯ 개인의 영양상태를 유지 증진
  ㉰ 각 개인의 기호에 맞는 음식으로 소량씩 자주 먹이도록
③ 이미각증과 관련된 영양결핍
  ㉮ 식욕과 영양에 영향을 줄 수 있는 미각의 변화를 사정
  ㉯ 약냄새를 느낀다면 화학요법제를 주입할 동안 마른과자나 딱딱한 사탕을 먹이도록
  ㉰ 고기종류를 못 먹는 환자는 닭고기, 생선, 계란, 치즈 등을 육류대신 권장
  ㉱ 입안의 점막세포는 항암제의 영향을 많이 받기 때문에 화학 요법을 받는 동안 입안을 건강하게 유지하는 일은 대단이 중요하다.

(4) 백내장 수술 후 눈관리 국 시

▶▶▶ 병원면접기출문제

백내장 환자의 간호에 대해 말해 보시오.

① 체위 : 머리를 들지 않아 수술한 눈의 안구가 압박되지 않도록 한다.
② 통증완하 : acetaminophen으로 완화한다.
③ 기동 : 식사하는 것, 씹는 것, 움직이는 것은 가능하다.
④ 드레싱 : 6시간 이후에 가능하다.
⑤ 적응기 : 수술 후 3개월까지는 눈검사를 받아야 한다.
⑥ 보조물 : 백내장 적출술 후 일생동안 렌즈 교정이 필요하다.

(5) 화상간호 국 시

▶▶▶ **병원면접기출문제**

화상환자 간호에서 가장 중요한 순서대로 설명해 보시오.

① 첫 24시간 동안의 환자 간호관리가 중요하다.
  ㉮ 응급기 : 화상 입을 때부터 모세혈관 투과성 변화가 회복되는 시기이다(저혈량성 쇼크를 예방하고 중요기관의 기능을 보존).
  ㉯ 수액공급 및 소생
    화상 → 혈관 투과성 변화로 인한 다량의 체액이 세포간 이동 & 혈관 내 체액소실 → 혈액 역동학적 불안정 초래 → 쇼크 → 조직관류의 감소 → 신장, 심장, 뇌 등으로의 산소공급 감소
  ㉰ 화상에 의한 체액손실 : 수분, 전해질, 혈장단백 등
    정맥(혈관)으로 주사를 놓고 지속적인 수액 공급을 해야 하고, 투여하는 수액량을 결정하기 위해 요관을 삽입하여 시간당 나오는 소변량을 측정해야 한다.
② 응급실에서의 화상환자 간호관리
  ㉮ 기도확보
  ㉯ 정맥카테터 삽입 후 수액요법 실시
    ⓐ 화상을 입은 직후부터 48~72시간 내에는 체액상실기로 적절한 처치가 이루어지지 않으면 저혈량으로 사망에 이를 수 있다.
    ⓑ 신속하고 적절한 정맥내 주입을 통해 수분과 전해질을 보충해 주어야 한다.
    ⓒ 쇼크를 예방

> **참고** ※ 신속하게 수액 요법을 실시해야 하는 경우
> • 체표면적 20% 이상의 화상을 입은 성인의 경우
> • 체표면적 10% 이상의 화상을 입은 아동의 경우
> • 65세 이상의 노인이나 2세 이하의 아동이 화상을 입은 경우
> • 심장 및 폐질환 당뇨병과 같은 선행 질환을 갖고 있는 환자가 화상을 입은 경우

  ㉰ 유치도뇨관 삽입 – 매시간 소변 배설량 측정
  ㉱ 비위관 삽입 – 위 내용물의 제거 및 위장팽만 예방
  ㉲ 필요한 경우 중심 정맥 카테터 삽입
  ㉳ 통증관리
  ㉴ 파상풍에 대한 예방 조치 실시
③ 화상 후 첫 48시간 이내 수분과 전해질 변화
  ㉮ 화상에 따른 초기의 전신적 반응
    ⓐ 모세혈관 통합성 손실에 따른 체액, 나트륨, 단백질이 간질내로 이동하는 혈관에서의 변화로 인하여 발생한다.
    ⓑ 일차적 혈관수축 → 화상주위 혈관 이완 → 모세혈관투과성 상승(체액의 변화는 간질공간에서의 지속적인 혈장부족현상을 초래하며, 체액이동과 화상으로 인한 다른 물리적 손상

의 결과로 체액, 전해질, 산 - 염기의 불균형이 발생한다.)
ex)저혈량 성쇼크, 대사성산증, 고칼륨혈증, 서나트륨혈증
㉮ 화상 초기의 신체기전
ⓐ 정상 신경호르몬의 스트레스 반응의 한 부분으로서 신장으로 가는 혈액순환이 감소되므로 수분공급의 사구체여과율이 줄고 핍뇨가 나타난다.
ⓑ 수분공급이 적절치 못할 때 급성신부전이 초래될 수 있지만 수액이 적절히 공급된다면 심박출량이 증가하고 따라서 신혈류량이 정상으로 회복된다.

[화상에 대한 생리적 반응]

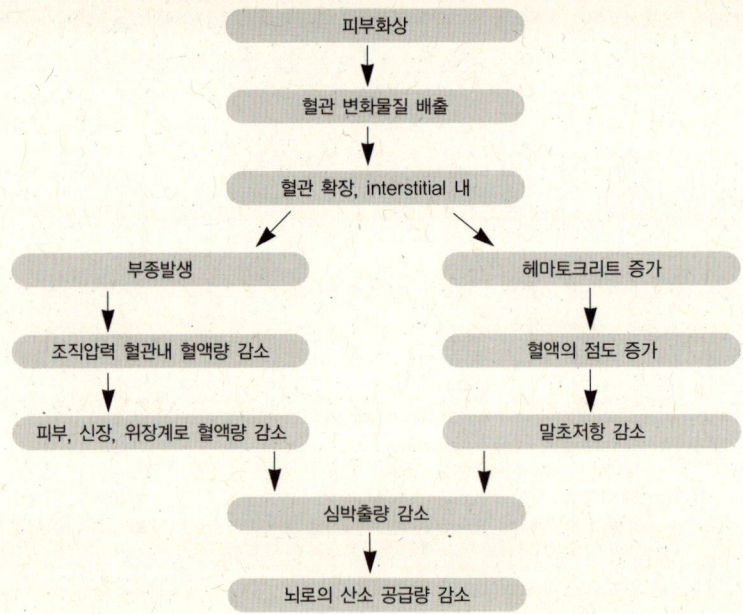

(6) 녹내장

▶▶▶ **병원면접기출문제**

녹내장 환자의 처음 지각 현상은?

① 원인
안압상승(안방수 순회로의 폐쇄, 모양주나 쉴렘관 폐수)
② 증상
㉮ 시야손상
㉯ 시력손상 : 광원주의 무지개
㉰ 두통 및 안구동통, 편두통
㉱ 오심과 구토
③ 치료 및 간호
㉮ 약물치료 : 축동제, 이뇨제, 방수형성 억제제, 진통제
㉯ 홍체 절제술

 ※ 필로카핀
1. 녹내장에 사용되는 약물
2. 눈의 평활근 세포에 대한 아세틸콜린 효과를 자극
- 눈의 조절(accommodation) + 동공수축
- 모양근의 수축
- 섬유주체(Trabecular meshwork)가 늘어남
- 배액통로가 커져 안압이 하강
cf) 축동작용 : 부교감신경에 의해 동공이 축소되는 현상

(7) 급성 편도선염

▶▶▶ **병원면접기출문제**

급성 편도선염 환자의 간호중재와 편도선 적출술의 금기에 대해 설명하시오.

① 정의
㉮ 편도는 인두편도, 설편도, 구개편도로 구성되어 '왈데이어 편도환'으로 구성되어 있으며, 구강 호흡기, 두개강, 소화기를 일차적으로 방어하는 기능을 한다.
㉯ 인두 편도는 6세, 구개 편도는 8세 정도에 가장 커지게 된다.
㉰ 급성 편도선염은 구강인두 양쪽에 있는 임파조직 덩어리에 급성 염증이 초래된 것으로서 학령 전기 아동에게 가장 유병률이 높은 질환이기도 하다.
② 원인
용혈성 연쇄상구균, 포도상구균, 바이러스

③ 증상
　㉮ 발열과 오한
　㉯ 식욕부진
　㉰ 인후통과 인후 건조감
　㉱ 두통과 근육통
④ 간호
　㉮ 휴식
　㉯ 생리식염수의 함수와 인후세척
　㉰ 적절한 수분섭취
　㉱ 항생제 사용 : 중한 경우 사용, 7~10일 정도 사용, penicillin, erythromycin
　㉲ 통증을 경감, 얼음 주머니
　㉳ 급성 감염이 자주 재발할 때는 외과적 절제
⑤ 합병증
　㉮ 연쇄상포도구균 편도선염의 합병증 : 폐렴, 사구체 신염, 골수염, 류마티스염
　㉯ 만성 편도선염
　㉰ 급성 비염
　㉱ 급성 부비동염
　㉲ 편도 주위 농양 또는 심한 경부 농양
⑥ 편도선 적출술 금기증
　㉮ 모든 종류의 급성 감염
　㉯ 활동성 결핵
　㉰ 혈우병, 빈혈, 자반증, 백혈병
　㉱ 당뇨병, 심장병, 신장염
　㉲ 고령자, 만 3세 이하
　㉳ 소아마비 유행시기
⑦ 편도선 적출술 적응증
　㉮ 급성 편도선염의 잦은 재발
　㉯ 편도 주위의 농양
　㉰ 연하곤란, 체중감소, 호흡곤란을 초래하는 편도선 증식
　㉱ 악성 종양 의심
　㉲ 디프테리아 보균자

11. 수술환자

▶▶▶ 병원면접기출문제

수술 후 폐합병증을 예방하기 위한 간호는?

(1) 수술 전 간호
　① 수술 전 환자교육을 하는 이유
　　㉮ 알맞은 시간에 아주 상세히 교육하면 수술 후 합병증을 크게 감소시킬 수 있다.
　　㉯ 최적의 교육 시기는 수술 전날 오후나 저녁 때 한다.
　② 수술 전 투약 목적
　　㉮ 대상자의 불안 감소
　　㉯ 인두 점막의 분비물 감소
　　㉰ 마취시키는 약용량 감소
　　㉱ 수술 받게 된 것을 잊게 하기 위함.

> **참고** ※ 수술 전 아트로핀 투여 이유? 국시
> 점액분비를 감소시키는 약물을 투여하는 이유 : 폐기관지를 폐쇄시켜서 무기폐나 폐렴을 일으킬 수 있는 기관지 분비물을 감소시키기 위함(전신마취의 자극으로 인후와 후두점막의 점액분비하는 세포와 세기관지가 자극을 받아 수술 중 기관지 분비물이 증가됨).
>
> 1. 아트로핀 효과
> • 무스카린 수용체 부위에 효과 : 분비물을 감소시키고 평활근의 수축을 역전시킴으로써 이들 부위의 이상에 의해 야기된 임상 증후와 증상은 감소시킴.
> • 니코틴성 수용체 부위에는 효과 : 골격근의 발작적 수축과 속성 수축은 다른 증상들이 회복된 후에도 계속될 수 있다.
>
> 2. 투여 방법
> • 아트로핀은 작용제 효과가 시작된 후 가능한 한 빨리 투여하여야 하며, 첫 용량으로는 최소 2mg에서 6mg 이상까지도 사용할 수 있다.
> • 경증 또는 중등도 환자에서는 5~10분의 투여간격이 적당하며, 대개의 경우 2~4mg의 총용량이 적절할 것이다. 심하게 중독된 환자에서는 초기에 좀더 자주 투여할 필요가 있다.

　③ 수술 전 점검표
　　㉮ 성명, 성별, 나이, 진료과, 병동, 침대번호, 수술시간
　　㉯ 수술부위 준비(목욕, 피부준비, 손톱, 발톱)
　　㉰ 수술 전 투약
　　　ⓐ 의사의 처방지가 차트에 있나 보고, 특별 처방을 볼 것
　　　ⓑ 특별한 투약, 혈액, 포도당
　　㉱ 머리를 갈라 땋아 삼각건으로 매고 입힐 것
　　㉲ 귀중품 제거와 보관(의치, 안경, 귀고리, 머리핀, 손톱 매니큐어)
　　㉳ 인공 혹은 자연배뇨(시간과 양기록), 관장
　　㉴ 금식 여부
　　㉵ 혈액, 소변, 기타 검사의 보고지가 차트에 부착되어 있는지 여부
　　㉶ 혼수상태에 있는 대상자나 소아의 이름표, 성명, 연령, 주소 유무
　　㉷ 수술 전 체온, 맥박, 혈압, 호흡측정 및 기록
　　　-날짜, 준비한 간호사, 수간호사 이름
　④ 수술을 위한 일반적인 검사
　　㉮ 활력징후
　　㉯ 순환계 : CBC, BT, CT, ABO & Rh type, EKG, 심초음파

㉴ 호흡기계 : Chest P-A, PFT
　　　㉵ 간기능 : SGOT, SGPT, LDH, serum protein level
　　　㉶ 신기능 : U/A, BUN, Creatinine
　　　㉷ 면역계 : HBsAg/HBsAb/VDRL/Anti HIV
　　　㉸ 기왕력 : 당뇨병, 고혈압, 간염, 결핵 등등
　⑤ 수술 직전 간호
　　　㉮ 얼굴과 손을 닦고 구강을 청결히 한다.
　　　㉯ 수술 전 처치 및 간호상태 확인표를 맞추어 준비하되, 의치, 콘택트 렌즈, 안경, 보청기, 가발, 귀중품을 보호자에게 인계한다.
　　　㉰ 머리는 단정하게 묶고 속옷은 벗기고 깨끗한 환의로 갈아 입힌다. 이 때 머리핀은 뺀다.
　　　㉱ 수술 전 투약 1시간 전에 활력징후를 측정한다.
　　　㉲ 피부준비와 금식 상태를 확인한다.
　　　㉳ 처방에 따라 관장 및 위장관을 삽입한다.
　　　㉴ 18G~19G needle로 정맥주입을 확보한다.
　　　㉵ 충분히 방광을 비우고 필요시 유치도뇨관을 삽입한다.
　　　㉶ 수술에 필요한 검사와 X-ray 필름을 확인한다.
　　　㉷ 예약된 혈액은 혈액은행에 확인하여 전혈인지 packed red cell인지 확인하여 정확하게 기록하고 기타 예약된 X-ray 등을 기록한다.
　　　㉮ 수술, 검사, 마취 신청서를 확인한다.
　　　㉯ 환자성명, 성별, 연령, 병실번호, 혈액형을 기재한 팔찌를 손목에 끼워준다.
　　　㉰ 특이체질 여부를 확인한다.
　　　㉱ 처방에 따라 수술전 투약을 한다.
　　　㉮ 수술 전 처치 및 간호상태 확인표를 점검한 간호 단위 간호사가 서명한다.
　　　㉯ 예정된 시간에 늦지 않도록 차트, X-ray 필름, 처방된 약품 및 물품과 함께 stretcher cart로 수술실에 보내고 환자에게 잘하고 오도록 인사한다.

(2) 수술 후 간호
　① 목적
　　　빠른 회복을 도모하고 신체적인 편안함과 정서적인 지지를 해 주기 위함이다.
　② 방법
　　　㉮ 수술 후 침상을 미리 준비한다.
　　　　필요하면 수술 부위에 따라 고무포를 준비하고 가습가, 농반 등도 준비한다.
　　　㉯ 환자가 병실에 돌아오면 침상으로 옮겨 눕히고 side rail을 올려준다.
　　　㉰ 환자의 이름을 불러 의식 정도를 확인하고 병실로 돌아온 것을 알린다.
　　　㉱ 의식이 완전히 돌아오기 전에는 앙와위에서 베개를 빼고 고개를 옆으로 돌려 놓는다.
　　　㉲ 활력징후를 측정한다(15분 마다 4회, 30분마다 4회, 1시간 후 1회, 그 후 안정되면 규칙적으로).
　　　㉳ 정맥 주사 용액의 양, 내용물을 확인하고 주입속도를 조절해 준다.

㉑ 수술 부위를 지지하면서 폐울혈, 폐렴 등을 예방하기 위해 심호흡과 기침을 시키고 가래를 뱉어 내도록 한다.
㉒ wound oozing 등 출혈이나 수술 부위의 이상 유무를 관찰한다.
㉓ 배액관이 연결된 환자는 배출액 병에 연결시킨 후 기능을 관찰하고 이상시에는 의사에게 보고한다(L-tube, E-tube, chest-tube 등).
㉔ 의식이 완전히 회복되면 반좌위를 취해 준다.
㉕ 동통에 대하여 관찰하고 통증이 심할 경우 처방에 의해 진통제를 투여한다.
㉖ 구강 간호를 자주해 주어 갈증을 덜어주고 기분을 상쾌하게 해 준다.
㉗ 수술 후 6~8시간 내에 자연 배뇨를 하도록 하며 어려우면 hot bag을 대준다.
㉘ 차트에 도착시간, 환자상태 및 관찰된 사항 등을 기록하고 이상 증상이 있을 때는 즉시 보고
㉙ 수술 후 2~3일경에 장운동이 시작되면서 가스가 배출되므로 이를 확인한다(가스 배출이 안 되면 hot bag을 대주는데 화상에 주의한다).
㉚ 적당한 사지운동을 시킨다.
㉛ 24시간 후부터 조기 이상 시킨다.
  복부 혹은 흉부 수술시 복대를 대주고 침대 끝에 Ambulation 끈을 묶어주어 일어나기 편하도록 한다.

③ 수술 후 호흡기 분비물이 많아지는 원인
  ㉮ 마취제의 작용으로 기관내 섬모운동 억제
  ㉯ 수술전 투약으로 점액분비 억제제를 사용하였기 때문

④ 수술 후 호흡기계 합병증 예방
  ㉮ 체위변경, 기침, 환기 유의
  ㉯ 기계적 장치(강제호기 운동 제공) : spirometers, Blow bottle, IPPB
  ㉰ 약물치료(구강/분무법) : 항생제, 기관지 확장제, 부신피질 호르몬, 효소제, 거담제

12. 응급간호 국시

> **참고**
>
> ❋ C.P.R 순서
> 1. mental 확인, 호흡 확인
> 2. 병동 안에서 CPR팀, 코드 신고, 밖일 때는 119 신고
> 3. check pulse
> 4. if) 맥박 확인 안 될 경우(소아일 경우 60회 미만 시부터 no pulse와 같은 상황임)
> 5. 바로 compression(뇌 기능 보호하기 위해 air way 확보보다 compression을 먼저 하는 것으로 바뀜)
> 6. compression 할 때 방법
>   : 깊이 5cm/ 2inch
>   : 1분에 100회 속도
> 7. AED/defibrillataor 도착 시
>   -) 리듬 체크후
>   -) shock 주고 2분마다 리듬 check 함.
> 8. 인튜베이션 삽입 후
>   : compression: breathing=2:1(×)
>   : compression그대로 유지하고 6초 마다 ambu mask 짜주기.
>
> * 2명 실시하는 경우 성인은 그대로 30:2, 소아는 15:2
>
> ❋ 어린이의 경우
> · 한 손으로 흉골을 누르고 다른 손은 어린이의 이마에 댄다.
> · 일분당 100회의 속도로 압박한다. 실시하면서 숫자를 샌다. "하나, 둘, 셋, 넷 …"
> · 2.5~4cm 정도 누른다.
> · 가슴 압박 5회 실시 후 인공호흡 1회를 실시한다.

(1) 심폐소생술

환자발견 → 의식확인 → 주변도움 요청 → Circulation확인 & 유지→ airway 유지 → Breathing

① 성인과 어린이의 인공호흡과 심폐소생술
   환자의 반응을 살핀다.
   ㉮ 척추 부상이 의심되면 반드시 필요한 경우에만 환자를 움직인다.
   ㉯ 환자의 어깨를 가볍게 친다.
   ㉰ 환자의 귀 가까이 대고 "괜찮아요?" 라고 소리친다.
② 119에 연락
   ㉮ 주변 사람에게 119에 전화해 달라고 부탁한다.
   ㉯ 주변에 아무도 없으면 도와달라고 소리친다.
   ㉰ 어린이의 경우(1~8세까지) : 주변에 구조 요청을 부탁할 사람이 없으면 기본 소생술을 1분 동안 하고 나서 119에 연락한다.
③ 환자를 똑바로 눕힌다.
   ㉮ 환자의 머리, 몸, 다리를 동시에 부드럽게 돌려서 눕힌다.
   ㉯ 눕히는 과정에서 환자의 부상을 악화시키지 않도록 주의한다.

④ 기도 개방(머리 젖히기/턱 들기 방법)
  ㉮ 환자의 머리 가까이 있는 손을 환자의 이마에 대고 뒤쪽으로 밀어서 머리를 젖힌다.
  ㉯ 다른 손의 손가락을 턱뼈에 대고 턱을 들어올린다. 이 때 턱 밑의 살을 누르지 않도록 한다.
  ㉰ 환자의 입이 닫히지 않게 머리를 뒤로 젖힌다.
  ㉱ 턱을 들어올릴 때 엄지를 사용하지 않는다.
  ㉲ 척추부상이 의심될 때
    • 환자의 머리나 목을 움직여서는 안 된다. 머리를 뒤로 젖히지 않고 우선 턱을 들어올린다.
    • 환자가 숨을 들이쉬지 않으면 숨을 들이쉴 때까지 천천히 부드럽게 머리를 뒤로 젖힌다.
⑤ 호흡 확인 (3~5초간 실시한다.)
  ㉮ 기도를 개방한 채 환자의 입과 코에 귀를 댄다.
  ㉯ 환자의 가슴이 오르내리는지 관찰한다. 호흡을 확인하기 위해서 숨소리를 들어보고 느껴 본다.
⑥ 2회 숨 불어넣기
  ㉮ 머리를 뒤로 젖히고 턱을 들어올려서 기도를 열어 둔다.
  ㉯ 환자의 코를 엄지와 검지로 막는다.
  ㉰ 숨을 크게 들이쉬고 처치자의 입을 환자의 입에 밀착시킨다.
  ㉱ 매회 1.5~2초간 숨을 천천히 2회 불어넣는다. 환자에게 숨을 불어넣고 난 후 다시 숨을 크게 들이 마신다.
  ㉲ 숨이 들어갔는지 확인하기 위해서 환자의 가슴이 올라오는지 관찰한다.
  ㉳ 숨을 불어 넣은 후 숨을 다시 내쉴 수 있도록 막았던 코를 놓아 준다.

  참고 ※ 첫 번째 숨이 환자의 가슴으로 들어가지 않으면 환자의 머리를 다시 뒤로 젖히고 다시 한 번 불어넣기를 한다. 두 번째 숨도 들어가지 않으면 이물질에 의한 기도폐쇄를 의심한다.

⑦ 맥박확인(5~10초간)
  ㉮ 한 손을 이마에 대어 머리가 뒤로 젖혀진 상태를 유지한다.
  ㉯ 다른 한 손의 두세 손가락을 환자의 목 중앙(갑상연골)에 댄다.
  ㉰ 손가락을 처치자 쪽으로 미끄러지듯이 쓸어 내려 목이 움푹 패인 곳에 댄다(이 때 엄지손가락을 사용하면 처치자 자신의 맥박이 느껴지므로 엄지손가락은 사용하지 않는다).
  ㉱ 경동맥을 5~10초 동안 느낀다. 경동맥은 심장 가까이 위치하며 쉽게 느낄 수 있으므로 맥박 확인에 종종 사용된다.
⑧ 확인 결과에 따라 인공호흡을 실시
  ㉮ 맥박은 뛰나 호흡이 없는 경우
    ⓐ 매 5~6초당 인공호흡 1회 실시한다. 6단계에서 설명한 인공호흡 방법으로 1회 실시한다.
    ⓑ 매분(10~12회) 인공호흡을 멈추고 맥박이 뛰는지 확인한다.
    ⓒ 어린이의 경우는 매 3초당 한 번씩 1~1.5초 동안 인공호흡을 실시한다.
    ⓓ 인공호흡을 20회 실시한 후 맥박을 확인하는 과정을 되풀이한다.
    ⓔ 다음의 사항이 나타날 때까지 계속 실시한다.

- 환자의 호흡이 회복될 때까지
- 응급구조사에게 환자를 인계할 때까지
- 처치자가 지쳐서 더 이상 인공호흡을 실시할 수 없을 때까지

㉯ 맥박이 뛰지 않을 때 심폐소생술을 실시
  ⓐ 올바른 손의 위치
  - 환자 발쪽에 있는 손의 손가락을 처치자쪽 흉곽 가장자리를 따라 흉골의 끝까지 쓸어 올린다.
  - 중지를 흉골끝 V자 부분에 두고 검지와 중지를 붙인다.
  - 다른 손(환자 머리에 가까운 손)의 손바닥을 흉골 위에 둘 때 첫 번째 손의 검지와 맞닿게 한다.
  - 흉골 끝에 있던 손을 떼어 가슴 위에 있는 두 번째 손위에 포갠다.
  - 손가락을 엇갈려 깍지 끼듯이 하여 힘을 주며 이 때 손가락은 위로 치켜 올린다.
  ⓑ 15회 압박
  - 환자의 가슴에 손을 얹은 상태에서 처치자의 어깨와 환자의 몸이 수직이 되게 한다.
  - 양팔을 완전히 펴고 팔꿈치를 고정시킨다.
  - 흉골을 4~5cm 정도 누른다.
  - 일분당 80회의 속도로 15회 압박한다. 실시할 때 숫자를 샌다. "하나, 둘, 셋, 넷, …, 열 다섯"
  - 부드럽게 압박한다. 갑자기 압박을 하거나 이완하면 안 된다. 압박을 한 상태나 이완한 상태로 정지하면 안 된다.
  - 압박시 무릎을 꿇고 엉덩이를 들어올린 상태에서 실시한다.
  - 손가락의 방향은 처치자로부터 환자의 가슴 건너편을 향하도록 한다.

㉰ 천천히 2회 숨 불어넣기
㉱ 1분 동안 압박 15회, 인공호흡 2회 실시의 과정을 3번 반복한 후 경동맥 맥박을 확인한다. 맥박이 뛰지 않으면 가슴을 압박하면서 심폐소생술을 다시 실시한다. 2~3분마다 다시 맥박을 확인하는 것을 반복한다. 맥박이 뛰면 인공호흡을 실시한다.
㉲ 다음의 상황이 발생할 때까지 심폐소생술을 계속한다.
  ⓐ 환자가 회복될 때까지
  ⓑ 응급구조사에게 환자를 인계할 때까지
  ⓒ 처치자가 지쳐서 더 이상 응급처치를 실시할 수 없을 때까지

(2) Shock 국 시
① 정의
   급성장애에 의하여 조직혈류가 감소하여 조직세포의 정상기능 및 생존에 필요한 여러 가지 물질이 공급되지 못하고 세포의 각종 대사만물이 제거되지 못하는 상태를 말한다.

② 분류

효과	원인
순환혈액량의 변화 (Hypovolemic shock)	출혈 탈수 화상
심박출량의 변화 (Cardiogenic shock)	급성 심근경색 심장 압전 cardiomyopathy
말초저항의 변화 (Distributive shock)	신경인성 쇼크 패혈증 Anaphylaxis

③ Shock 종류에 따른 증상과 치료

	Hypovolmic shock	Cardiogenic shock	Neurogenic shock
CVP	하강	상승	
Pulse	빈맥	부정맥(빈맥, 서맥)	서맥
피부	발한, 차고 끈적거리는 피부 창백	차고 끈적거리는 피부 회색빛	따뜻, 건조하거나 붉음.
혈압	저혈압	저혈압	저혈압
기타	과호흡, 핍뇨	흉통, 핍뇨	

치료	• Shock position
	• 산소 공급
	• 수액, 수혈로 공급
	• 지혈 및 수술
	• 심한 acidosis 교정
	• 필요시 혈압 상승제 투여
	• 응급검사 실시
	• 보온 유지(18~20℃)
		• 동통완화
		• 산소 공급
		• 절대 안정
		• 삼투성 이뇨제 사용
		  (mannitol)
		• 혈관수축제 사용
		  (dopamine)
		• Digitalization
		• 항응고제(Heparin)
		• Cardioversion 사용
			• 교감신경의 자극을 증가
			  시키는 것이므로, 혈관
			  운동 기능이 돌아올 때
			  까지 혈압상승제를 정맥
			  주사
			• Atropine 투여

④ Shock 환자 간호시 유의점
  ㉮ 상태 관찰 및 lab data 간결, 정확하게 기록
  ㉯ 육체적, 정신적으로 휴식
  ㉰ 시술시 적절한 설명 - 걱정 완화
  ㉱ Emergency treatment 대비(기계, 기구, 약품)
  ㉲ 환자, 가족, 친지의 정서적 문제 배려

II. 모성간호학

I. Complications of prgnancy
1. Placenta previa
2. Placenta abruptio
3. Pre-eclampsia
4. Hyperemesis gravidarum
5. Fetal distress

II. Complicated delivery
1. Vaginal bleeding

III. Mother postpartum care
1. General assessment
2. Breasts and breast feeding
3. Abdomen and uterus
4. Perineum
5. Lower extremities

IV. Maternity medications
1. Oxytocin
2. Ritodrine
3. Mgso4

Complications of Pregnancy

1. 전치태반 Placeta previa

1) Descriptions
(1) 정의: 태반의 위치가 자궁 하부에 위치하여, 자궁경부를 부분 혹은 전체적으로 덮고 있는 상태
(2) 빈도: 약 분만 200건 중 1건 발생, 경산부와 35세 이상의 산모들에게 높다.
(3) 발생: 임신 28주 이전에 간혹 출혈의 증상을 보인다. 그러나 진통(labor)이 일어나기 전에 발생되지 않을 수 있다. 태반의 위치에 좌우된다.
(4) 원인: 불명
(5) 증상: 통증 없이(painless) 선홍색 출혈, 보통 28주 이후에 발현

2) Four types of placenta previa
(1) Low-lying: 자궁체 하부에 태반 위치, 자궁경부와는 덮지 않음. 보통 합병증이 발생하지 않는다.
(2) Maginal: 자궁경부 중앙에서 가장 자리에 태반의 끝이 위치. 임산부는 정상분만 할 수도 있다.
(3) Patial: 자궁경부를 부분적으로 덮고 있는 상태. 자궁경부가 dilation(이완) & effacement(거상) 되면서 출혈이 보일 수 있다. 보통 제왕절개술이 요구된다.
(4) Total: 자궁경부를 전체적으로 덮고 있는 상태. 보통 응급제왕절개술이 요구된다.

3) Collaborative care
(1) 정맥주사 확보(18G), 침상안정(bed rest), 태아전자감시기(Electronic fetal monitoring;EFM)
(2) 태아질식(fetal distress) 증상이 있으면, 산모는 left lateral position 취하여 주고, 고농도의 산소 제공, 담당의에게 즉시 보고한다.
(3) 출혈 증상이 24~48시간 이상 발생하지 않고, 산모와 태아에게 어떠한 질식 증상이 없다면 집에서 침상안정 할 수 있는 퇴원처방이 날 수도 있다.
(4) 산모와 활력증상과 태아 질식증상(variability, late decelerations, increase or decrease in HR)을 관찰한다.
(5) 출혈증상을 관찰하고 출혈이 있다면 양과 양상을 보고한다.
(6) 지속적으로 hypovolemic shock 증상이 있는 지 관찰한다.
(7) 정맥귀환(venous return)과 태반 관류(perfusion of placenta)를 높이기 위해서 left lateral position을 취해준다.
(8) 산모와 가족들에게 전치태반과 관련된 자료와 설명을 제공한다.
(9) 분만하기 전에 산모가 퇴원하게 된다면 어떠한 질 출혈 증상이나 태아의 움직임이 줄어든다면 즉시 담당의에게 연락하라고 교육한다.
(10) left lateral position으로 누워야 함을 강조하여 설명한다.
(11) sexual intercourse를 자제하라고 지시한다.

Complications of Pregnancy

2. 태반조기박리 Placenta abruptio

▶▶▶ 병원면접기출문제

태반조기박리 징후

1) Descriptions
(1) 정의: 태반이 자궁벽에서 만삭 전에 분리되는 것.
(2) 빈도: 약 120 건의 분만 중 1건 발생, 경산부와 35세 이상의 여성에게 높음.
(3) 발생: 임신 중(prenatal) 또는 분만 중(intrapartum) 기간 동안 발생 할 수 있다.
(4) 원인: unknown, 자간전증(pre-eclampsia)과 고혈압(HTN)로 인해서 발생될 수 있다.
(5) 증상: 어둡고 붉은 질출혈 (dark red vaginal bleeding), 출혈 증상이 보이지 않을 수도 있다. 찢어지는 듯한 고통(severe tearing sensation), 복부와 허리 아래쪽 동통 (abdominal and low back pain), shock 증상.

2) Four grades of abruptio
(1) Grade-0 : <10% 분리 (detachment), 산모와 태아특이 증상없음, 분만시 small retroplacental clot 보임.
(2) Grade-Ⅰ : 10~20% detachment, mild bleeding and uterine tenderness, 산모와 태아에 위험증상 이 없음
(3) Grade-Ⅱ : 20~50% detachment, uterine tenderness and tetany, fetal distress 증상 보임, 그러나 산모는 hypovolemic shock에 빠지지는 않는다.
(4) Grade-Ⅲ : >50% detachment, severe uterine tenderness and tetany, hemorrhage, shock, and fetal death. Coagulopathy (HEELP syndrome) 증상 보일 수 있다.

> 참고
> HEELP syndrome;
> a laboratory diagnosis for severe preeclampsia
> characterized by hemolysis (H), elevated liver enzymes (EL), and lower plates (LP).

3) Collaborative care
(1) 태아질식증상을 관찰하기 위한 지속적인 internal fetal monitoring.
(2) 산소공급과 정맥주사 line 확보.
(3) CBC, coagulation studies, Blood cross match
(4) 산모와 태아에게 증상이 없으면 질분만을 한다.
(5) 산모와 태아에게 증상이 있으면 응급 제왕절개술을 한다.
(6) 과도한 출혈이 있으면 수혈을 해야 한다.
(7) 산모와 태아가 stable 하고 임신 28주 전이면 퇴원할 수도 있고, 이때 자궁수축을 예방하기 위한 tocolytic medication 처방된다.
(8) 만약 태아질식 증상이 보이면 산모는 left side position을 취해준다.
(9) shock 증상을 위해서 산모와 vital sign을 면밀히 관찰한다.
(10) 은닉출혈 증상을 사정한다:
 - rigid, boad-like abdomen,
 - constant abdominal pain,
 - increased fundal height,
 - late decelerations or decreased variability of FHR.
(11) 환자와 보호자에게 태반조기박리와 관련된 참고자료를 제공한다.
(12) 어떠한 cramping or bleeding이 있으면 바로 이야기 해달라고 교육한다.
(13) 투여되는 약물의 반작용, 부작용, 용량, 효과를 설명한다.

참고 Placenta abruptio versus Placenta previa

	Placenta abruptio	Placenta previa
Onset	may occur during prenatal or intrapartum period.	Bleeding often occurs as early as 28 weeks, but may not occur until of labor.
Neuro	Anxiety, fear, restlessness.	Anxiety, fear, restlessness.
Resp	Signs of shock.	usually unremarkable.
CV	cool, pale, diaphoretic.	May exhibit shock.
Skin	Tachypnea if in shock.	usually unremarkable.
GI/GU	UDark red vaginal bleeding. Bleeding may be concealed, depending on grade of abruptio.	Painless bright red bleeding.
MS(pain)	Severe tearing sensation, abdominal and low back.	Usually unremarkable.

3. Pre-eclampsia 국시

▶▶▶ 병원면접기출문제

1. 임신중독증 증상
2. 임신성 고혈압의 증상

1) Descriptions
(1) 정의: 임신 중 hypertension, proteinuria, edema 세가지 증상을 특징으로 나타나면서 여러 기관의 장애를 야기한다
(2) 빈도: 전체 산모의 7%에서 보이며, 청소년기와 35세 이상의 임산부에서 더 높다.
(3) 발병: 임신 20주 이후와 임신 기간 중, 분만 진행 중, 산욕기 6주 동안 등에서 나타날 수 있다.
(4) 증상: HTN, proteinuria, hyperreflexia, clonus, HA, visual disturbance, vasopasm, decreased UO, seizures.

Mild Pre-eclampsia	Severe Pre-eclampsia
• BP 〉 140/90 and 〈110/60 • 1+ to 2+ protein in urine • Protein 〉 5 grams/24-hr urine	• BP 〉 110/60 • 3+ to 4+ protein in urine • Protein 〉 5 grams/24-hr urine

2) Collaborative care
(1) 경미한 경우 (in mild cases), 임부는 집에서 bed rest를 취하면서 치료할 수 있다. 반드시 warning sign을 설명하고 잦은 산전간호가 필요하다고 교육해야 한다.
(2) 중증도가 보통이거나 심해지면, 임부는 완전침상안정 (complete bed rest)을 취해야 하며, 지속적인 태아 감시와 관리를 위해서 입원해야 한다.
(3) 경련을 예방하기 위해서 (prevent seizures) 이 정맥 주입될 수 있다.
(4) 태아의 폐 성숙을 도와주기 위해서 분만 48시간 전에 glucocorticoid steroid 를 IM 주사할 수 있다.
(5) 자간전증이 심해지거나, 치료에 호전이 안보이거나, 태아 질식 증상이 보이면 제왕절개술을 수행한다.

3) Nursing focus
(1) Maintant Pt on bed rest in left lateral position.
(2) Reduce environmental stimuli and encourage rest.
(3) Keep bed in lowest position, side rail up and covered with pads.
(4) Assess VS, daily weight, I & O, UO, labs, neurological status.
(5) Assess edema, deep tendon reflexes, and presence of clonus.
(6) 분만 진행 동안에는, 태아심박동수와 자궁수축정도를 관찰하여야 하며, 경련 (seizures)가 있는지 관찰한다.

3) patient teaching
  (1) Provide pt and family with literature on pre-eclampsia.
  (2) Stress importance and benefits of lying in left lateral position.
  (3) If Pt to treated at home, instruct her to notify nurse or physician immediately for any of the following symptoms; HA, visual disturbances, sudden weight gain, AMS, decreased UO, RUQ pain, facial edema, or decreased fetal activity.

4. Hyperemesis Gravidarum 국시

▶▶▶ 병원면접기출문제

임신오조증의 3대 증상

1) Descriptions
  (1) 정의: 임신 초기(first trimester) 동안 intractable nausia and vomiting 으로 영양 섭취에 장애를 주며, 수분과 전해질의 불안정 초래한다.
  (2) 발병: anytime during pregnancy
  (3) Neuro: Fatigue, malaise.
  (4) CV: Hypotension, tachycardia.
  (5) F & E: Dehydration, electrolyte imbalances.
  (6) GI/GU: Nausia and vomiting

2) Collaborative care
  (1) Antiemetics are prescribed.
  (2) IV fluids may be administered for dehydration or electrolyte imbalance.
  (3) In severe cases, total parenteral nutrition (TPN) may be required.

3) Nursing focus
  (1) Provide and Pt an family with literature on hyperemesis gravidarum.
  (2) Stress important and benefits of eating small frequent meals consisting of low-fat, easily digestible carbohydrates.
  (3) Implement fetal monitoring.

4) Patient teaching
  (1) Provide Pt and family with literature on hyperemesis gravidarum.
  (2) Stress importance and benefits of eating small frequent meals consisting of low-fat, easily digestible carbohydrates.
  (3) Avoid lying flat too soon after eating and drinking liquids between meals.

5. Fetal distress 국시

▶▶▶ 병원면접기출문제

1. NST 중에 후기감퇴는 왜 생기는가
2. 후기 감소 시 간호중재

1) Assessment
(1) Fetal heart rate less then 120 or greater than 160 beats per minute.
(2) Meconium-stained amniotic fluid
(3) Fetal hyperactivity.
(4) Progressive decrease in baseline variability.
(5) Severe variable decelerations.
(6) Late decelerations.

2) Interventions
(1) Place the mother in a lateral position, elevate her legs.
(2) Administer oxygen at 8 to 10 L/min via face mask.
(3) Discontinue oxytocin if infusing.
(4) Monitor maternal and fetal status.
(5) Prepare for emergency cesarean section.

Complicated delivery

1. Vaginal bleeding

▶▶▶ 병원면접기출문제

출산 후 출혈이 심할 때 간호사가 가장 먼저 해야 할 일은?

Do not perform vaginal examination for attempt vaginal packing.
1) Antepartum (Before delivery)
   (1) Apply perineal pad; note time to assess amount of bleeding.
   (2) Position mother on left side! Relieves compression of IVC and enhances venous.
   (3) Return and uteroplacental perfusion.
   (4) Prepare for emergency c-section if necessary.

2) Postpartum Hemorrhage
   (1) Massage mother's fundus (abdomen) or encourage breastfeeding if appropriate to stimulate uterine contractions.
   (2) Control external bleeding with direct (external) pressure.
   (3) Place mother in Trendlenburg position.
   (4) Establish 2nd large-bore IV and titrate to SBP >90 mmHg.
   (5) Oxytocin may be prescribed; (postpartum only!) 10 units mixed i n1,000mℓ of LR titrated to affect (give 3~10 units IM if no IV access).

Mother-Postpartum care

1. General Assessment 국시

▶▶▶ 병원면접기출문제

1. 분만 후 간호 중 가장 중요한 것은 무엇인가?
2. 분만 후 4시간 지난 산모가 오한 시?

1) Monitor for signs postpartum hemorrhage and shock.
2) If pre-eclamptic, assess blood pressure every hour.
3) It is considered normal to have slight fever (100.4°F) for first 2 4 hours postpartum; temp > 101.4°F indicates infection.
4) Urinary retention is likely to occur postpartum; encourage fluids and monitor intake and output for first 12 hours.
5) Encourage early ambulation; instruct Pt to change position slowly, because postural hypotension is common postpartum

2. Breasts and Breastfeeding

▶▶▶ 병원면접기출문제

1. 모유수유의 장점
2. 모유수유 금기증
3. 모유수유 교육
4. 유방울혈 된 산모의 간호
5. 인공수유와 모유수유에 대한 자신의 견해

1) Descriptions
   (1) Colostrum appears within 12 hours, and milk appears in ~ 72 hours postpartum. Breasts become engorged by postpartum day 3 or 4 and should subside spontaneously within 24~36 hours.
   (2) Assess breasts for infection and assess nipple irritation.
   (3) Encourage use of bra between feedings.

2) Complications

(1) Pain: Assess for mastitis, abscess, milk plug, thrush, etc. Proper positioning of infant (football carry) will minimize soreness. Breast shields are used to prevent clothing from rubbing on nipples.

(2) Engorgement: Apply moist heat for 5 minutes before breastfeeding. Use ice compress after each feeding to reduce swelling and discomfort. Avoid bottles and pacifiers while breast engorged, because may cause nipple confusion or preference.

(3) Mastitis: Encourage rest and continuation of feeding or pumping. Administer prescribed antibiotics. Note: Breast milk is not infected and will not harm infant.

 모유수유의 장단점 실전면접노트 준비 사례

1. 아기입장
- 질병으로부터 아기를 보호합니다. (비피더스 인자로 인해)
- 엄마 젖을 먹고 자라는 아기들은 호흡기 감염이나 장염 등의 감염성 질환을 적게 앓습니다. 이는 초유를 비롯하여 젖 안에 함유된 면역 세포나 면역·물질의 효과입니다.

2. 엄마입장
- 옥시토신물질 분비 → 빠른 자궁 수축과 출혈방지
- 월경이 지연된다.(피임 효과)
- 난소암 걸릴 확률이 적음
- 산후우울증 걸릴 확률이 적음

3. 단점
- 부적절한 젖의 공급으로→모유를 먹여야 한다는 압박감을 받아 좌절감을 느낍니다. 특히 아기의 젖빨기 반사가 부적절할때
- 아기에 관해서만 엄마의 관심이 집중되어→다른 가족들이 "버려진"느낌을 갖게 됩니다.
- 조제유를 먹고 자란 아이보다 더 많이 먹는 경향이 있음
- 약복용 시 의사와 상담하는 것이 필요함

3. Abdomen and Uterus

▶▶▶ 병원면접기출문제

분만 24시간 후 자궁의 위치

1) Descriptions

(1) The uterus should be firm, about the size of a grapefruit centrally located, and at the level of the umbilicus immediately postpartum
(2) Deviation to the right may indicate distended bladder.
(3) If post-void uterus is still boggy, massage top of fundus with fingers held together and reassess every 15 minutes.
(4) Assess for bladder fullness (full bladder may inhibit uterine contractions and cause uterine bleeding). Have mother void if bladder is full.
(5) Mother and/or partner may be instructed to massage fundus.
(6) Auscultate bowel sounds and inquire daily about BMs.
(7) Constipation is common from anesthesia and analgesics as well as fear of perineal pain.
(8) Increased fiver and fluid intake, along with early and routine abmulation, will help to reduce occurrence of constipation.

2) Involution of the Uterus

(1) Immediately after delivery and within a few hours, the uterus should rise to the level of the umbilicus and remain there for the first 24 hours.
(2) After this, it descends ~1cm/day while descending into the pelvic cavity.
(3) By day 10, it should no longer be palpable in the abdominal cavity.

4. Perineum

▶▶▶ 병원면접기출문제

복식회음절제술 간호

1) **Episiotomy:** Assess for swelling, bleeding, and infection.
2) **Hemorrhoids:** Encourage sitz baths to help reduce discomfort.
3) **Lochia:** Amount, character, and color. Explain stages and duration of lichial discharge and instruct Pt to report any odor.
   (1) Lochia rubura: 1~3 days postpartum, mostly blood and colts.
   (2) Lichia serosa: 4~10 days postpartum, serosanguineous.
   (3) Lochia alba: 11~21 days postpartum, creamy white, scant folw.

5. Lower Extremities

1) **Thrombophlebitis:** Unilateral swelling decreased pulses, redness, heat, tenderness, and positive Homans's sign (calf pain or tenderness on dorsiflexion of foot). Leg exercises and early ambulation help minimize occurance of venous stasis and clot formation.

Maternity medications

1. Oxytocin
▶▶▶ 병원면접기출문제

옥시토신 중단해야 하는 상황

1) Description
(1) Oxytocin stimulates the smooth muscle of the uterus and induce contraction of the myocardium.
(2) Oxytocin promotes milk letdown.
(3) Routes of administration include intranasal, intramuscular, and intrvenous.
(4) Minimal cervical change usually is noted until the active phase of labor is achieved.

2) Uses
(1) Induce or augment labor.
(2) Control postpartum bleedings.
(3) Promote milk letdown and facilitate breast-feeding (intranasal route).
(4) Induce or complete an abortion.

3) Adverse reactions and contraindications.
(1) Adverse reactions are rare but may include allergies, disrhythmias, changes in blood pressure, uterine rupture and water intoxication.
(2) Intranasal administration may cause nasal vasoconstriction.
(3) Oxytocin may produce uterine hypertonicity resulting in fetal or maternl injury.
(4) High dose may cause hypotension, with the medication wears off.
(5) Postpartum hemorrhage can occur because the uterus may become atonic when medication wears off.
(6) Oxytocin should not be used in a client who cannot deliver vaginally or in a client with hypertonic uterine contractions.

4) Interventions
(1) Monitor maternal vital signs (every 15 minutes), especially the blood pressure and heart rate, weight, intake and output, level of consciousness, and lung sounds.
(2) Monitor frequency duration, force of contractions and resting uterine tone every 15 minutes.
(3) Monitor fetal heart rate every 15 minutes, and notify the health care provider if significant changes occur; an internal fetal scalp electrode should be used if possible.
(4) Administered by IV infusion via an infusion monitoring device; carefully nonitor dose being adninistered.
(5) Do not leave the client unattended while the oxytocin in infusing.
(6) Administer oxygen if prescribed.
(7) Monitor for hypertonic contractions.
(8) Stop the medication of uterine hyperstimulatiion or a nonreassuring fetal heart rate occurs; turn the client on her side, increase the IV rate of the normalsaline, and administer oxygen via facemask.

2. Uterine relaxants:
Ritodrine(yutopar), Terbutaline(Bricanyl)

▶▶▶ 병원면접기출문제

리토드린 적용가능 임부와 부작용

1) Description
(1) Uterine relaxants produce uterine relaxation.
(2) Ritodrine is the medication of choice to control premature labor.
(3) Ritodrine may be used orally or intravenously.
(4) Ritodrine usually is administered intravenously when premature labor begins; when contractions have been controlled for 12 to 24 hours, the client may be started on orally administered ritodrine and the IV infusion may be discontinued.
(5) Contractions may resume when the client is on orally therapy.

2) Uses
(1) Ritodrine is used to halt spontaneous labor when in appears after the twentieth week of pregnancy and before the thirty-sixty week.
(2) Terbutaline, primarily used to control bronchspawm, is an alternative medication for the control of premature labor.

3) Adverse reactions and contraindications
(1) Ritodrine
  ① Ritodrine can be cause heart palpitations, tachycardia, nausea and vomiting, trembling, flushing, and headache.
  ② Ritodrine can cause fetal tachycardia.
  ③ High dose cab cause cardiovascular symptoms and pulmonary edema.
  ④ Ritodrine is contraindicated in clients with preexisting cardiac disease.
(2) Terbutaline
  ① Hypokalemia, pulmonary edema, and hypoglycemia may occur if given during labor.
  ② Hypoglycemia may be found in neonate.

4) Interventions
(1) Monitor vital sings, uterine contractions, and fetal heart rate every 5 minutes when initiating therapy, every 15 to 30 minutes when the client is stable, and every 4 hours when the client is talking oral maintenance dose.
(2) An infusion monitoring device is used the medications are administered by the IV route.
(3) Monitor pulmonary edema; assess lung sounds for crakles.
(4) Monitor potassium and glucose levels.
(5) Instruct the client to contact the health care provider if four to six contractions per hour occur.

3. Mgso4

1) Description
(1) Magnesium sulfate is a central nervous system depressant and anticonvulsant.
(2) The medications causes smooth muscle relaxation.
(3) The antidote is a calcium gluconate.

2) Uses
(1) Prevent and contrlo seizures in preeclamptic and eclamptic clients.
(2) Treat preterm labor.

3) Adverse reactions and contraindications
(1) Magnesium sulfate can cause reduced respiratory rate, decreased reflexes, flushing, hypotension, and decreased heart rate.
(2) Continuous IV infusion increases the risk of magnesium toxicity in the neonate.
(3) Intravenous administration should not be used for 2 hours preceding delivery.

(4) Magnesium sulfate is continued for th first 12 to 24 hours postpartum if it is used for preeclampsia.
(5) High doses can causes loss of deep tendon reflexes, heart block, respiratory paralysis, and cardiac arrest.
(6) The medication is contraindicated in the client with heart block, myocardial damage, or renal failure.
(7) The medications in used with caution in the cilent with severe renal impairment.

4) Interventions
(1) Monitor maternal vital signs, especially respirations, every 30 to 60 minutes.
(2) Call the health care provider if respirations are less than 12, indication respiratory depression.
(3) Assess renal function and electrocardiogram for cardiac function.
(4) Monitor magnesium levels, for the target range is 4 to 7 mEq/L; if a rise in the magnesium level occurs, notify the health care provider.
(5) Administered by IV infusion via an infusion monitoring device; carefully monitor dose being administered.
(6) Keep calcium gluconate on hand in case of a magnesium sulfate overdose, because calcium gluconate antagonizes the effect of magnesium sulfate.
(7) Monitor deep tendon reflexed hourly for signs of developing toxicity.
(8) Test patellar reflex or knee jerk reflex before administering repeat parenteral doses (used as an indicator of central nervous system depression; suppresed reflex may be a sign of impending respiratory arrest).
(9) Patellar reflex must be present and respiratory rate must be greater than 16 b breaths per minute before each parenteral dose.
(10) Monitor intake and output hourly; output should be maintained at 30㎖ per hour because the medication is eliminated through the kidneys.